AF396221

DES

TROUBLES TROPHIQUES

DE LA PÉRIODE PRÆATAXIQUE

DU TABES SPÉCIFIQUE

PAR

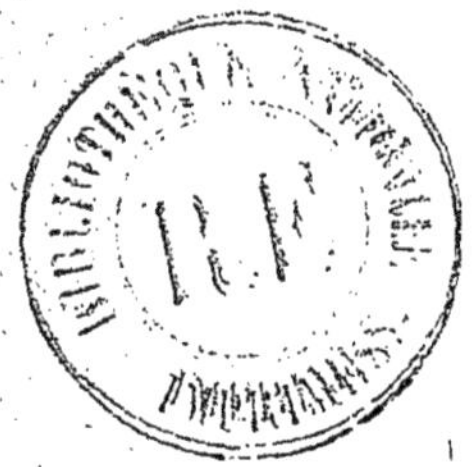

Le Dr Paul PORTALIER

Ancien externe (Médaille de bronze) des hôpitaux de Paris

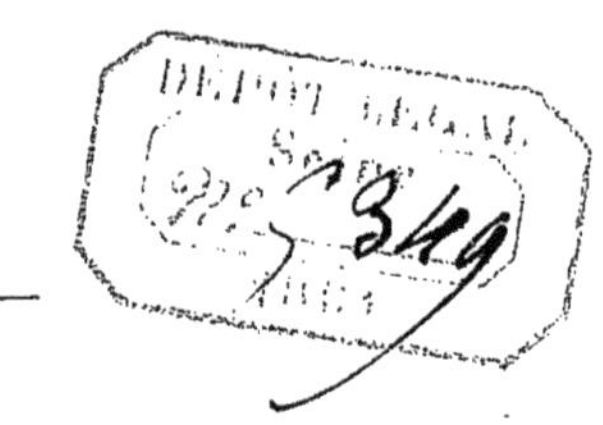

PARIS

A. PARENT, IMPRIMEUR DE LA FACULTÉ DE MÉDECINE

A. DAVY, successeur

52, RUE MADAME ET RUE MONSIEUR-LE-PRINCE, 14

—

1884

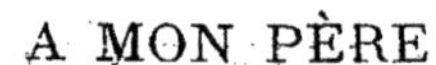# A MON PÈRE

DES TROUBLES TROPHIQUES

DE LA PÉRIODE PRÆATAXIQUE

DU TABES SPÉCIFIQUE

C'est en écoutant, à Saint-Louis, les leçons (1) de notre
maître, M. le professeur Fournier, que nous avons pris l'idée
de ce travail. Les troubles trophiques de la période præataxique du tabès forment un groupe des plus importants parmi
les phénomènes morbides si variés de cette période. Tous les
jours, des observations, des notes, des mémoires, des thèses,
des leçons viennent éclairer davantage ce coin de pathologie
si obscur encore il y a quelques années. Nous ne présentons
rien d'original sur cette question. Nous essayons seulement
d'en donner la vue d'ensemble la plus complète possible, en
nous appuyant d'une part sur les travaux parus jusqu'à présent et venus à notre connaissance, d'autre part sur quelques
observations inédites. Nous laisserons à dessein de côté tout ce
qui touche à l'anatomie pathologique et à la pathogénie de
ces troubles trophiques. Ces recherches, en effet, nous entraî-

---

(1) Prof. Fournier. Leçons cliniques professées à Saint-Louis, 1884,
sur les troubles præataxiques du tabes spécifique (inédites).

neraient trop loin, car elles sont dignes à elles seules, et par leur intérêt et par leur importance, de devenir l'objet d'un travail spécial. On nous objectera que la plupart de ces notes, de ces observations, de ces thèses, dont nous avons parlé plus haut, ne se rapportent qu'au tabès vulgaire, au tabès non syphilitique. Mais le maître qui (1) « a constaté et tenté le premier d'établir une connexion étroite de causalité entre la syphilis et le tabès » déclare lui-même que l'ataxie syphilitique » n'a point de symptômes propres, pathognomoniques (2) ». Toute la différence qui existe entre l'ataxie syphilitique et l'ataxie commune réside donc dans l'étiologie. Rappelons en passant l'importance de cette notion étiologique au point de vue du traitement de l'affection, et par suite l'importance de la connaissance exacte des phénomènes morbides initiaux du tabès, phénomènes morbides dont le polymorphisme constitue le fait majeur. Et qu'on ne nous reproche pas, d'après le titre de notre thèse, de rattacher d'une façon absolue le tabès à la syphilis. De ce que tous les tabétiques de nos observations sont syphilitiques, il ne s'ensuit pas cette conclusion que tous les tabétiques doivent l'être. Rien n'est plus éloigné qu'une telle déduction des enseignements que nous avons reçus à Saint-Louis. Pour nous, qui avons suivi toutes les leçons de notre maître, c'est pénétré de ses idées qu'ayant trouvé sur notre chemin des faits qui les venaient appuyer nous avons ramassé ces faits, la plupart dans le service que, depuis longtemps nous fréquentons comme élève. Et nous sommes heureux, à cette occasion, de remercier M. le professeur Fournier, non seulement d'avoir bien voulu nous les

(1) Prof. Fournier. De l'ataxie locomotrice d'origine syphilitique (tabes spécifique), leçons cliniques professées à l'hôpital Saint-Louis, 1882, p. 3, note.
(2) Fournier, Id., p. 41.

laisser prendre, mais encore d'avoir guidé notre inexpérience dans cette voie qui lui est si connue.

Que M. le Dr Leloir, chef de clinique de M. Fournier, et M. Dubreuil, interne du service, veuillent bien accepter également tout nos remerciements, et pour leurs bons conseils, et pour leur obligeance.

Nous pourrions établir une classification des troubles trophiques præataxiques du tabès syphilitique d'après le degré de fréquence de ces troubles. Nous préférons les ranger et les étudier dans l'ordre suivant :

I. Chute spontanée et déformations des ongles.

II. Chute spontanée des dents.

III. Affections cutanées :

    1° Mal perforant ;

    2° *a*) Vitiligo.

        d) Ichthyose.

        c) Zona.

IV. Fractures spontanées et arthropathies.

V. Atrophies musculaires.

VI. Diagnostic. — Pronostic. — Traitement. — Conclusions.

I. — *Chute spontanée et déformation des ongles.*

M. le Dr Humbert (1) dans son article « Ongles » (Pathologie.—Dict. encyclopédique des sciences médicales) parle « de décollement total suivi de la chute de l'ongle (alopécie unguéale.) » Il dit plus loin : « Quelquefois l'ancien ongle n'est

____

(1) Humbert. Article Ongles (pathologie), Dict. encyclopédique des sciences médicales, p. 419 et 420.

remplacé que par un amas informe de matière cornée. Un caractère essentiel de cette affection c'est d'être absolument indolente. » Mais le mot de tabès n'est pas prononcé une seule fois à propos de l'étiologie de ces altérations.

Dans la thèse d'agrégation de M. le Dr Arloing (1) nous lisons « Dans les affections de la moelle épinière et de l'encéphale, on a observé des troubles trophiques du système épidermique. Joffroy a vu récemment la chute spontanée sans traumatisme de l'ongle des gros orteils chez un ataxique. »

Si l'auteur mentionne le tabès comme cause de troubles trophiques du système épidermique, il néglige du moins d'indiquer à quelle époque du tabès on voit ces troubles survenir.

L'un des travaux les plus complets et les mieux faits qui aient paru sur cette question est la thèse inaugurale de M. le Dr Domecq-Turon de Bordeaux (2), thèse qui a été faite sous l'inspiration de M. le Dr Pitres, professeur à la Faculté de médecine de cette ville ; nous y aurons fréquemment recours.

Il n'est pas permis d'assigner à la chute des ongles de date exacte dans le cours de la période præataxique du tabès spécifique, cette période étant, ainsi qu'on le sait, éminemment variable comme durée. Elle se borne en effet à un petit nombre d'années dans un cas, et elle en comprend un grand nombre dans un autre. C'est là, sans doute, ce qui a trompé M. le Dr Hay-Margirandière (3), qui donne cette conclusion dans sa

(1) Arloing. Poils et ongles, leurs organes producteurs. Thèse d'agrég , 1880. Art. 3. Influence de la circulation et du système nerveux dans la nutrition des poils et des ongles, p. 175.

(2) De la chute et de la dystrophie des ongles chez les ataxiques, par le Dr Domecq-Turon, de Bordeaux, mars 1883. Thèse inaugurale.

(3) Contribution à l'étude de quelques troubles trophiques de l'ataxie

thèse inaugurale, page 45 : « La chute des ongles a lieu pendant la seconde période de l'ataxie locomotrice ». On désigne sous le nom de seconde période celle des désordres ataxiques ; or la chute des ongles peut être l'initium du tabès spécifique (1), ou peut débuter en pleine période præataxique, ou même à la fin de cette période. « La chute spontanée des ongles s'est produite, au plus tôt, dans le courant de la première année du tabès. (Domecq-Turon) (2) » Ainsi, qu'elle survienne dans le courant de la première année ou dans le courant de la quatrième, de la septième, de la neuvième année du tabès (3), elle ne sera qu'un phénmè nc præataxique, s'il n'existe pas d'incoordination motrice chez le malade. Elle peut enfin apparaître pour la première fois seulement alors que l'incoordination s'est déclarée. Elle n'est pas d'ordinaire l'initium du tabès elle est précédée le plus souvent d'un certain nombre de symptômes tels que, douleurs fulgurantes, troubles génito-urinaires, incontinence des matières fécales, troubles oculaires, mal plantaire, etc.

Comment se fait cette chute des ongles ?

Nous laissons ici la parole à M. le Dr Domecq-Turon (4) : « Quelquefois une tache ecchymotique, sans douleurs prémonitoires, précède la chute de l'ongle, ou la tache est précédée par des sensations de fourmillements, d'engourdissement, ou par des douleurs très vives. L'ecchymose précède de quelques jours ou de quelques semaines le décollement et la chute de l'ongle. — Dans d'autres cas, l'ecchymose manque. » — Les douleurs prémonitoires sont indiquées dans presque

locomotrice (chute spontanée des dents et des ongles), par le Dr Hay-Margirandière. Thèse Paris, janvier 1883, p. 45.

(1) Leçons faites à Saint-Louis, 1884, par M. le professeur Fouroier (inédites), déjà citées.

(2) Domecq-Turon. Loc. cit., p. 14.

(3) Voir nos six premières observations.

(4) Domecq-Turon. Loc. cit., p. 15.

toutes les observations qui viennent à l'appui de cette thèse.
— Plus loin, page 16 : « La chute de l'ongle a lieu sans violence extérieure, sans ulcération ni suppuration. Le malade
trouve l'ongle dans son bas, dans son lit. » — C'est à peu près
ainsi que les choses se passent chez nos malades. Seules les
douleurs prémonitoires ne sont signalées qu'une fois (obs. I):
« Pendant une quinzaine de jours avant la chute de l'ongle, le
malade éprouve quelques douleurs, comparables à des piqûres d'aiguille, au pourtour du bord d'implantation de l'ongle. » — Le plus communément, l'ongle est enlevé par le
malade, alors qu'il n'est plus qu'à peine adhérent. Il se décolle
en général progressivement de son bord libre vers sa base
d'implantation. On aperçoit au-dessous le bord libre de l'ongle
nouveau. Nous appelons toutefois l'attention sur la particularité
suivante (obs. III) : « Tout l'ongle ne tombe pas. Une rainure
transversale, de plus en plus profonde, finit par le diviser en
deux parties à peu près égales : l'une libre, l'autre attenant à
la base de la matrice unguéale ; et c'est la portion ainsi adhérente de l'ongle qui, continuant à se développer, décolle et
pousse devant elle l'autre partie qu'elle finit par chasser. » —
On s'est beaucoup inquiété de la valeur de l'ecchymose au
point de vue de la chute des ongles. Dans une observation de
M. le Dr Joffroy (1) nous lisons (à propos de l'ecchymose sous-
unguéale) : « C'est d'un phénomène spontané qu'il s'agit,
phénomène se rattachant évidemment à l'ataxie-locomotrice.
La chute de l'ongle n'est ici qu'un épi-phénomène sans importance, et nous ajouterons de suite que l'ongle se reproduisit assez rapidemment, mais avec quelques inégalités à la sur-

(1) Observation publiée par M. Joffroy dans les Archives de physiologie normale et pathologique, janvier 1882, nᵒ 1. L'observation est reproduite, p. 42 et 43, dans la thèse inaugurale de M. le Dr Pouget, De
la chute des ongles dans les affections nerveuses et en particulier dans
l'ataxie locomotrice, 1882, Paris.

face. Le fait important, celui qui a précédé et déterminé la chute de l'ongle, c'est l'ecchymose sous-unguéale, laquelle s'est produite spontanément.

Tout en admettant la possiblité de cette action spéciale de l'ecchymose sur la chute de l'ongle, nous pensons que cette ecchymose fait assez souvent défaut pour que l'on soit en droit d'en restreindre de beaucoup l'importance. Nous ne l'avons rencontrée que chez deux malades sur cinq. Dans les deux observations (1) de M. le professeur Pitres de Bordeaux, relatées dans la thèse de M. le Dr Pouget, aucune ecchymose sous-unguéale n'est signalée. Elle est inconstante pour M. le Dr Domecq-Turon (2). Par contre, M. le Dr Pouget (3) déclare l'avoir rencontrée dans la majorité des cas. D'après ce même auteur (4) : « A peine l'echymosse apparaît-elle, ou à peine l'ongle commence-t-il à se détacher, que les malades, qui avaient auparavant souffert du côté des orteils, voienttoute douleur disparaître. » Chez notre malade de l'observation I, le seul qui se soit plaint de douleurs avant la chute de l'ongle, ces douleurs ont en effet cessé dès que l'ongle a commencé à se détacher. Notre malade de l'observation II présente des ecchymoses sous-unguéales très étendues, que n'a jamais précédées la moindre douleur dans les orteils. Faut–il voir dans ces ecchymoses sous-unguéales une analogie avec les ecchymoses sous-cutanées, signalées pour la première fois par M. le Dr Straus (5)

(1) Prof. Pitres. Observations ayant paru dans le Progrès médical du 25 février 1882.

(2) Domecq-Turon. Loc. cit., voir plus haut.

(3) Pouget. Loc. cit., p. 25.

(4) Pouget. Id., p. 27.

(5) Straus. Des ecchymoses tabétiques à la suite de douleurs fulgurantes. Archives de neurologie, 1880-81, n° 4.

Obs. IV. — M. L..., 51 ans, ataxique, soigné en ville par M. Strauss. « Il me déclara qu'au début de sa maladie, pendant six ans, à la suite « de violentes crises douloureuses, il voyait habituellement apparaître « sur ses jambes des taches ecchymotiques », p. 550.

au cours du tabes, et apparaissant dans certains cas pendant la période præataxique de l'affection ? nous n'oserions l'affirmer, nous ne faisons d'ailleurs que mentionner ces taches dues pour M. Strauss à des troubles vasculaires (1).

Dans les conclusions (2) de la thèse de M. le Dr Pouget nous voyons : « La chute des onglesne paraît liée intimement ni aux douleurs fulgurantes, ni à l'anesthésie, ni à aucun symptôme spécial des maladies nerveuses. » Cette conclusion sera la nôtre. Chez le malade qui fait le sujet de l'observation I les douleurs fulgurantes n'avaient pas encore fait leur apparition lors de la première chute des ongles. Nous ne trouvons pas non plus qu'il existe de rapport entre cette chute et la violence ou la fréquence des douleurs fulgurantes des membres inférieurs, quand elles précèdent les troubles trophiques unguéaux. Quant à l'anesthésie, nous ne l'avons jamais rencontrée au pourtour de la matrice des ongles déjà tombés ou près de tomber. A la face plantaire des doigts de pied dont l'ongle était malade nous avons rencontré parfois une anesthésie incomplète, mais qui n'était ni plus ni moins prononcée que celle du doigt du pied voisin dont l'ongle était indemne. C'est à la seule face plantaire des gros orteils que nous avons trouvé presque toujours une anesthésie totale. Disons à ce propos que, s'il n'est pas d'orteil dont l'ongle échappe, d'une façon absolue, à ce trouble trophique, la chute spontanée, du moins les deux gros orteils en sont-ils ordinairement atteints, alors que les deux petits orteils sont, pour ainsi dire, toujours épargnés par ce phénomène morbide. Dans aucune observation nous n'avons vu signalée la chute des ongles des mains. Quant à celle des pieds, c'est un phénomène à répétition.

(1) Strauss. Loc. cit., p. 539.
(2) Pouget. Loc. cit., p. 61.

Chez certains malades les mêmes ongles tombent une fois, deux fois, trois fois par an; le plus souvent il est vrai, les chutes sont beaucoup moins fréquentes.

Les ongles qui remplacent ceux qui tombent ainsi peuvent repousser avec tous leurs caractères normaux, mais le plus souvent ils présentent un certain nombre d'altérations sur lesquelles nous allons insister. Et d'abord ces altérations n'atteignent pas seulement les ongles qui succèdent à ceux qui viennent d'être éliminés. On voit les ongles de certains tabétiques être modifiés dans leur coloration, leur forme et leur consistance, bien qu'aucune chute n'ait précédé cette dystrophie. Celle-ci peut donc être primitive ou secondaire, mais c'est dans le dernier cas qu'elle est le plus prononcée.

« La dystrophie unguéale se montre dès les premières années qui suivent le début de l'ataxie. » Domecq-Turon (1).

Il n'est là rien qui doive nous étonner, puisque nous savons que la chute des ongles est suivie d'ordinaire de dystrophie unguéale. Si l'une est fréquemment un phénomène præ-ataxique, ce que nous avons montré, l'autre doit être forcément, dans beaucoup de cas, un phénomène de la même période. Mais la proposition de M. le Dr Domecq-Turon vise également la dystrophie unguéale primitive, et en fait aussi un phénomène d'ordre præataxique fréquent. « Elle coïncide (cette dystrophie) avec les douleurs spontanées violentes, ou avec une sensation d'engourdissement, de fourmillement. » — « La sensibilité est normale, ou on trouve de l'anesthésie, de l'analgésie. » — « La peau est normale, ou l'on rencontre un mal perforant coïncidant, une desquamation continuelle de l'épiderme (dans un cas). » Domecq-Turon (2).

____

(1) Domecq-Turon. Loc. cit., p. 31.
(2) Domecq-Turon. Loc. cit., p. 31.

La plupart de ces symptômes concomitants, nous les retrouvons chez nos malades. Examinons maintenant en quoi consistent le altérations unguéales.

Elles portent, ainsi que nous l'avons déjà dit, sur :

A. — La coloration.

B. — La forme.

C. — La consistance de l'ongle.

A. — *Coloration*. — « L'ongle dystrophié est tantôt jaune clair — jaune blanchâtre — jaune verdâtre — noir (ecchymose). Dans tous les cas, il y a perte de la transparence habituelle, opacité (1).» Domecq-Turon.

B. — *Forme* (2). — L'ongle est irrégulier, stratifié, épais, à cassure en moelle de jonc. La face supérieure en est traversée par des sillons longitudinaux ou transversaux profonds, uniques ou multipliés. Rappelons la rainure transversale de plus en plus profonde qui finissait par diviser complètement en deux parties inégales les ongles d'un de nos malades (obs. III). — Les ongles deviennent très profondément arqués (obs. IV), — ou bien, comme dans l'observation I, à propos de l'ongle du gros orteil, « il se présente sous l'aspect d'une petite masse cornée, informe, d'une dureté rocheuse; ce n'est plus que le tronçon d'un ongle parfaitement normal autrefois. » — L'épaississement dans certains cas est tel que le bord libre unguéal mesure 2 à 6 millimètres. Parfois le lit de l'ongle paraît corné au point de se confondre presque avec l'ongle lui-même (obs. III).

C. — *Consistance*. — En même temps qu'il s'épaissit,

(1) Domecq-Turon. Loc. cit, p. 32.

(2) Domecq-Turon. Loc. cit., p. 32, et Leçons à Saint-Louis de M. le professeur Fournier, 1884. (Inédites, déjà citées.)

l'ongle devient d'une dureté extrême, ou bien, au contraire, il perd sa consistance; il se casse facilement, il s'écaille « comme le font certaines formations rocheuses à structure stratifiée (1). » — La croissance des ongles, très rapide chez les uns, est ralentie chez les autres.

Nous terminerons en disant que les ongles des orteils seuls ont été trouvés altérés.

II

Chute spontanée des dents.

La chute des dents est un accident assez rare dans le tabes, ou du moins elle n'a été jusqu'à présent que rarement signalée.

On lit dans la thèse de M. le Dr Hay-Margirandière (2) : « Les observations tout à fait authentiques de chute spontanée des dents dans l'ataxie locomotrice que nous avons recueillies çà et là, sont au nombre de quatre. Deux d'entre elles, ne renfermant que la description clinique de l'histoire des malades, appartiennent à M. le Dr Vallin (3). Deux autres, plus importantes que les premières et suivies d'autopsie, ont été publiées par M. le Dr Demange (4). »

M. le Dr Arnozan dit à ce sujet dans sa thèse d'agrégation (5) : « La chute des dents a été constatée *prématurément*

(1) Domecq-Turon. Loc. cit., p. 32.

(2) Hay-Margirandière. Loc. cit., p. 7 et 8.

(3) Vallin (prof. au Val-de-Grâce). Société médicale des hôpitaux, 11 juillet 1879.

(4) Demange. Revue de médecine, 10 mars 1882.

(5) Arnozan. Des lésions trophiques consécutives aux maladies du système nerveux. Thèse d'agrégation, 1880 ; altérations des dents, p. 158.

dans l'ataxie locomotrice à la suite de zona occupant le territoire des branches maxillaires du trijumeau. Mais, dans ces
cas, les lésions semblaient porter bien moins sur les dents que
sur les os, qui se nécrosent ou s'atrophient. Les dents tombent
saines. »

Voici maintenant le passage de l'observation de notre malade qui présenta, au cours de la période præataxique de son
tabès, ce phénomène singulier, la chute spontanée d'un certain nombre de dents :

« Les dents s'ébranlaient peu à peu et tombaient tandis que
le malade était en train de manger et sans que cette chute
s'accompagnât ni de douleur ni d'hémorrhagie, ou bien encore
le malade les retirait de l'alvéole avec les doigts. Presque
toutes ses dents étaient saines, et sa salive, dit-il, était à peine
teintée d'un filet de sang. La cicatrisation de l'alvéole se fit
rapidement.

« Ajoutons que cet homme n'a jamais eu de névralgies dentaires. Il lui reste aujourd'hui quatre dents à la mâchoire
supérieure : les deux incisives gauches, la canine et la première petite molaire gauches. En bas, ce sont justement ces
quatre mêmes dents qui font défaut. »

Enfin rapportons quelques-unes des conclusions de M. Hay-
Margirandière (1) : « La chute des dents chez les ataxiques
est précédée par des troubles de l'innervation dans la sphère
du trijumeau soit de l'anesthésie, soit principalement de l'hyperesthésie, troubles dont la localisation est étroitement liée
au siège des dents qui tombent. »

Chez notre malade, la chute spontanée des dents est survenue pendant la période præataxique de son tabès, bien qu'à
une époque assez avancée de cette période. D'après M. Hay-
Margirandière, ce serait toujours un phénomène de la période

(1) Hay-Margirandière. Loc. cit., p. 21.

ataxique. Nous voyons cependant, par notre exemple, qu'il peut en être autrement.

Notre observation s'éloigne encore par plus d'un point important de celles sur lesquelles se sont appuyés et M. Arnozan et M. Hay-Margirandière pour établir leurs conclusions. En effet, il n'est pas plus question chez notre malade de douleurs névralgiques que de zona occupant le territoire des branches maxillaires du trijumeau, ou de nécrose des os maxillaires. Nous pouvons même affirmer qu'il n'a jamais éprouvé de névralgie en un point quelconque de la région céphalique. Nous sommes d'accord avec M. Hay-Magirandière pour tous les autres symptômes, absence de douleur et rapidité et facilité de l'énucléation de la dent, alors qu'il n'existe ni périostite alvéolo-dentaire, ni gingivite, ni altération des dents. Ajoutons que le malade de l'une des observations de M. Demange (1) est, comme le nôtre, un tabétique spécifique, et que, chez ces deux hommes, les symptômes, à quelques caractères près dans lesquels la syphilis n'a rien à voir, sont absolument analogues à ceux que l'on retrouve chez les autres malades exempts de syphilis, ou dont la syphilis, si elle existe, n'est pas tout au moins notée.

III

Affections cutanées.

1° MAL PERFORANT.

« Tout le monde est aujourd'hui d'accord pour considérer la plupart, si ce n'est la totalité, des maux perforants, comme

---

(1) Demange. Loc. cit. Observation rapportée dans la thèse de M. Hay-Margirandière, p. 29, obs. IV.

des ulcérations d'origine trophique, tout en reconnaissant que différentes causes adjuvantes (pression, etc.) jouent un certain rôle dans la production de cette affection (1). »

Il nous a paru indispensable de citer au moins, au sujet de la pathogénie du mal perforant. ces quelques paroles empruntées à l'excellente thèse de M. le Dr Leloir.

Le mal perforant se rencontre fréquemment dans le cours de la période præataxique du tabès spécifique. Nous ajouterons même qu'il apparaît le plus souvent à cette période.

Dans une de nos observations n° VI on voit un mal plantaire précéder de quatre années tout autre symptôme tabétique. Dans une observation de M. le Dr Hanot (2), rapportée dans la thèse de M. le Dr Blanchard (3), un mal perforant précède de deux années tout autre signe de tabès. Cette précocité d'apparition est un fait sur lequel ont insisté MM. les Drs Fayard (4) et Blanchard (5).

Le mal débute d'ordinaire par un durillon peu douloureux ou tout à fait indolore sous lequel se forme du pus. Tantôt le malade arrache lui-même son durillon et met ainsi à découvert une petite ulcération qui augmente à la fois en étendue et en profondeur; tantôt on incise le petit abcès qui s'est formé sous le durillon ou cet abcès s'ouvre tout seul, et sur cet emplacement le mal plantaire s'établit. On voit alors, dans certains cas, le gros orteil par exemple, dont la face plantaire est si souvent le siège de mal perforant, se tuméfier, rougir,

(1) Henri Leloir. Recherches cliniques et anatomo-pathologiques sur les affections cutanées d'origine nerveuse. Thèse de Paris, 1882, p. 144.

(2) Hanot. Archives de physiologie, 1881, p. 158. Deux observations de mal perforant avec ataxie locomotrice.

(3) Blanchard. Observations de mal perforant annonçant le début d'une affection spinale. Thèse Paris, 1882, p. 33.

(4) Fayard. Contribution à l'étude du mal perforant dans l'ataxie locomotrice progressive. Thèse Paris, 1882.

(5) Blanchard. Loc. cit.

devenir plus ou moins douloureux, et l'inflammation retentir même jusque dans les ganglions inguinaux.

A la période d'état le mal perforant se présente sous l'aspect d'une ulcération à bords le plus souvent épais, irréguliers parfois, et dont les dimensions varient en moyenne depuis celles d'une lentille jusqu'à celles d'une pièce d'un franc. Ou cette plaie se cicatrise d'elle-même en moins d'un mois par le simple repos du malade (voir obs. n° 6), ou elle gagne en profondeur et atteint les os, les articulations de voisinage. Il y a nécrose osseuse, élimination du séquestre, puis la plaie se referme laissant après elle des cicatrices, des déformations en rapport avec l'étendue des lésions primitives (voir obs. n° 1).

Nous dirons du mal perforant ce que nous avons dit de la chute des ongles : c'est un accident à répétition. « Après la guérison sans opération, la récidive est presque la règle » lisons-nous dans la thèse du Dr Butruille.

Le mal se cicatrise ; la cicatrice est constituée par un épaississement épidermique analogue au durillon initial. Il semble que tout soit rentré dans l'ordre, mais le mal plantaire est en quelque sorte à l'état latent. Le tabétique recommence-t-il à marcher ou seulement à se tenir debout, le mal se réveille et l'ulcération se reproduit. Ces alternatives de guérison et de rechûtes, nous les retrouvous dans presque toutes nos observations. D'autre part, le mal plantaire est rarement isolé. Presqu'en même temps il en survient un ou plusieurs sous chaque pied. Enfin la face plantaire du gros orteil, soit au niveau de l'articulation métatarso-phalangienne, soit au niveau de l'articulation de la première et de la seconde phalange, est un véritable lieu d'élection pour le mal plantaire.

Examinons maintenant la sensibilité des parties ulcérées ou voisines de l'ulcération :

(1) Butruille. Le mal perforant. Thèse Paris, 1878, p. 44.

Obs. 1. — « A la place des ulcérations plantaires cicatrisées on trouve des surfaces épidermiques épaissies et résistantes où la sensibilité à la piqûre est nulle et la sensibilité à la température très-émoussée. »

Obs. 4. — « Sur ces deux points (sièges des maux perforants) et du reste sur toute la face plantaire du gros orteil insensibilité absolue à la piqûre, à la température et au contact. »

Osb. 6. — « La sensibilité, diminuée dans tout le pied droit, est abolie, sur une surface d'environ un centimètre carré, au devant du centre de la lésion ; là en effet la piqûre n'est pas sentie, la température n'est pas reconnue, et le contact même n'est pas perçu. »

Si l'on explore avec un stylet un trajet fistuleux donnant accès dans le foyer de suppuration d'un mal perforant, c'est à peine si l'on détermine parfois une légère douleur, alors même qu'avec la pointe du stylet on irrite assez fortement les surfaces malades (voir obs. 1).

Aussi cette insensibilité comme le fait observer le Dr Arnozan (1) « comprend aussi bien le simple contact que les impressions douloureuses ; elle est profonde et permet au malade de supporter sans douleurs les amputations. »

Début insidieux et gêne légère de la marche — simple durillon tout d'abord, puis ulcération peu étendue, mais souvent assez creuse — faible suppuration caractérisée par l'issue d'un liquide séro-purulent, à odeur forte dans certains cas — peu ou pas de douleurs spontanées — indolence ordinaire pendant le repos du malade — douleurs le plus souvent très supportables pendant la marche du sujet — guérison fréquente par le repos pour tout traitement — rechute facile et commune — et

(1) Arnozan. Loc. cit.

enfin, après la guérison du mal, anesthésie plus ou moins complète au niveau, dans le voisinage et la profondeur des tissus de l'ancienne plaie — tel est le tableau ordinaire de l'affection.

Elle peut être l'initium du tabès spécifique, mais elle est fréquente surtout au cours de la période præataxique. Isolée, elle éveille l'attention sur la possibilité du tabès; accompagnée de symptômes tels que troubles génito-urinaires, troubles oculaires, arthrropathies, chute des ongles, etc.... elle confirme le diagnostic d'ataxie locomotrice progressive. Mais c'est dans le premier cas que son importance est surtout appréciable.

Nous lisons aux conclusions de la thèse de M. le Dr Blanchard (1) :

« Le mal plantaire a une signification des plus graves par l'affection qu'il annonce. Sa présence doit tenir le médecin en éveil et l'engager à entreprendre contre l'affection médullaire qui se prépare un traitement qui, s'il doit agir, sera efficace à ce moment plus qu'à tout autre. »

Exemple : traitement spécifique dans le tabès syphilitique.

De même nous trouvons aux conclusions de la thèse de M. le Dr Fayard (2) :

« Le mal plantaire apparait le plus souvent à la première période de l'ataxie locomotrice. C'est dire qu'il peut précéder les douleurs fulgurantes, les troubles moteurs et, dans une observation que nous publions, il a précédé l'anesthésie plantaire. »

« Le mal perforant se montrant à la première période de la sclérose doit éveiller l'attention du médecin qui, en l'absence de douleurs fulgurantes, devra rechercher s'il n'existe pa

(1) Blanchard. Loc. cit., p. 46.
(2) Fayard. Loc. cit., p. 36 et 37.

d'autres signes du tabès au début, arthropathies, troubles, oculaires, sensitifs, etc.... ».

2° — *a*) Vitiligo. — *b*) Ichthyose. — *c*) Zona.

Préliminaires. — Parmi les affections cutanées qui, en dehors du mal perforant dont la marche est tout à fait spéciale, sont signalées comme se montrant parfois au cours de la période præataxique du tabès spécifique, nous ne voulons retenir que les trois suivantes : le vitiligo, l'ichthyose, le zona.

En 1877, M. le professeur Charcot (1) groupait ainsi qu'il suit les affections cutanées qu'il avait vu survenir au cours de l'ataxie :

a) — Eruptions papuleuses ou lichénoïdes ;

b) — Urticaire ;

c) — Zona ;

d) — Eruptions pustuleuses ayant de l'analogie avec l'ecthyma.

Cet auteur ne parle pas de l'apparition de ces affections au cours de la période præataxique du tabès, il ajoute (2) : « Elles se montrent de concert avec certaines exacerbations exceptionnellement intenses et tenaces des douleurs fulgurantes... Les éruptions en question siègent d'habitude sur le trajet même des nerfs envahis par la fulguration douloureuse. »

En 1879, M. le professeur Vulpian disait (3) : « Ce n'est pas qu'on ne puisse voir aussi des éruptions pendant la première

(1) Charcot. Leçons sur les maladies du système nerveux, 3e édit., 1877, p. 76, t. I.

(2) Charcot. Loc. cit., p. 77.

(3) Vulpian. Maladies du système nerveux, 1879 ; troubles trophiques, p. 338.

période du tabès, mais c'est surtout pendant la seconde qu'elles se montrent. Ces éruptions peuvent offrir des formes variées : érythème, urticaire, lichen, eczéma, zona, ecthyma, pemphigus, rupia, etc.

On lit dans la thèse d'agrégation de M. le Dr Arnozan (1) : « Les affections erythémateuses compliquent les maladies des nerfs. Parmi les premières, c'est surtout dans l'ataxie qu'on les observe, mais d'une façon tout à fait passagère. »

C'est M. le Dr Leloir (2) qui a le mieux fait ressortir toute l'importance de ces troubles cutanés, survenant dans les maladies nerveuses, parmi lesquelles le tabès occupe l'un des premiers rangs. Nous reviendrons plus tard sur les déductions qu'il tire de l'apparition précoce de ces affections de la peau.

Nous allons commencer par exposer brièvement les symptômes de quelques-unes d'entre ces altérations, de celles dont les rapports avec les altérations médullaires du tabès sont aujourd'hui définitivement établies.

a) Vitiligo.

« Le vitiligo, dit Hebra (3), est une affection particulière de la peau dans laquelle des taches rondes et ovales nettement limitées, blanches, ne se couvrant pas d'écailles, se produisent sur la peau et vont constamment en s'élargissant, tandis que leur bord paraît entouré d'un pigment foncé anormal. »

La définition serait complète, ajoute M. Leloir (4), dans la

---

(1) Arnozan. Loc. cit., p. 121.
(2) Leloir. Loc. cit. et Dict. Jaccoud, art. Trophonévroses, p. 206, 211, 227.
(3) Hébra. Traité des maladies de la peau.
(4) Leloir. Loc. cit., p. 30.

thèse de qui nous trouvons reproduite cette définition, si l'on donnait au vitiligo une marche constamment extensive, si l'on disait que la peau vitiligineuse ne semble pas altérée, qu'elle est lisse, onctueuse, que sa sensibilité et la plupart de ses fonctions paraissent normales. »

Comme le font très bien remarquer MM. Besnier et Doyon (1) : « Le vitiligo consiste dans la réunion de deux états : 1° l'achromie ; 2° l'hyperchromie. Le vitiligo est donc une affection qui comporte à la fois de l'hypertrophie et de l'atrophie du pigment. » L'observation sur laquelle nous nous appuyons pour faire du vitiligo un trouble trophique præ-ataxique du tabès spécifique, nous l'empruntons également à la thèse de M. Leloir (2). Le tabès a débuté chez le malade, qui fait le sujet de cette observation, par des douleurs fulgurantes entre les deux épaules. Environ quatre ans plus tard, au milieu de crampes dans les membres, d'élancements dans les extrémités, de douleurs fulgurantes dans les reins, apparaissent sur le dos des mains et sur la face interne des cuisses de larges plaques de vitiligo « qui ont commencé par des taches brunes, lesquelles ont blanchi à leur centre ». Plus tard ataxie confirmée. (Voir l'observation n° 7.)

La sensibilité semblait intacte au niveau de ces plaques, peut-être un peu émoussée ; la sudation y était beaucoup moins prononcée que dans les autres parties du corps. Enfin, il y avait une sorte de symétrie entre ces taches. Les observations de vitiligo ne sont pas communes chez les tabétiques. Le rapport qui existe entre le vitiligo et certaines affections spinales est inconnu au Dr Chabrier (3).

« Cependant, Dunkan Bulkley (4) insiste sur la fréquence du

(1) Besnier et Doyon. Traduction de Moritz Kaposi, tome II, p. 151 note.
(2) Leloir. Loc. cit., p. 31.
(3) Chabrier. Étude sur le vitiligo. Thèse de Paris, 1880.
(4) Duncan Bulkley. Coïncidence du vitiligo avec l'ataxie, in Archives of Dermatology, 1878.

vitiligo chez les ataxiques. — M. Debove m'a dit récemment avoir assez souvent constaté cette coïncidence, et enfin le Dʳ Barthélemy aurait, chez un assez grand nombre d'ataxiques du service de M. Fournier, remarqué la présence de taches de vitiligo (1). »

Le vitiligo survient-il plus communément pendant la période præataxique que pendant la période ataxique du tabes spécifique? C'est ce que nous ne saurions dire. Il n'en est pas moins intéressant et important de savoir qu'il peut survenir au cours de la première de ces périodes.

b) Ichthyose.

Dans une note (2) de M. Gilbert Ballet, chef de clinique de la Faculté, et de M. Dutil, externe à la Salpêtrière, note parue dans le *Progrès médical,* on trouve un certain nombre d'observations concernant un trouble trophique de la peau constaté chez les tabétiques. (Etat ichthyosique.)

« Cette dystrophie (3) se traduit par une sorte d'épaississement de la peau avec coloration plus ou moins foncée, laxité des téguments, desquamation de l'épiderme dont les débris s'accumulent quelquefois pour former de véritables écailles à la surface du tégument.

« Les points du corps où ce trouble trophique s'observe sont toujours ceux au niveau desquels on a constaté des troubles marqués de la sensibilité, douleurs fulgurantes, anesthésies,

(1) Leloir. Loc. cit., p. 35.
(2) Note sur un trouble trophique de la peau observé chez les tabétiques (état ichthyosique). par M. Gilbert Ballet, chef de clinique de la Faculté, et M. Dutil, externe à la Salpêtrière. Progrès médical du 19 mai 1883, p. 379.
(3) Même travail, p. 381.

hyperesthésies au froid, à la piqûre, quelquefois au simple contact. Les extrémités, particulièrement les extrémités supérieures, semblent être les parties les plus fréquemment atteintes. Au dos de la main, la peau revêt parfois un aspect qui rappelle celui de la peau du pellagreux. »

Nous ne possédons pas d'observation personnelle de malade syphilitique ou non ayant présenté une semblable altération au cours de la période præataxique de son tabès.

Dans presque tous les cas rapportés par MM. Gilbert et Dutil, il s'agit de malades franchement ataxiques. Seule, leur observation n° 3 (1) nous montre un malade sans incoordination motrice, c'est-à-dire ne présentant que des symptômes propres à la période præataxique du tabès. C'est sur cette observation que nous nous appuyons pour faire rentrer l'ichthyose dans notre sujet. Aucun des malades cités dans le travail auquel nous faisons ces emprunts n'est, il est vrai, signalé comme syphilitique, mais pour aucun d'eux les antécédents morbides héréditaires ou personnels ne sont rapportés.

D'autre part, nous possédons dans nos observations (observation n° 3) (2) un cas d'état ichthyosique de la peau survenu chez un sujet spécifique, mais arrivé à la période d'incoordination motrice. Ce fait n'en prouve pas moins que l'ichthyose, comme d'ailleurs tous les autres troubles du tabes, ne choisit pas ses malades d'après l'étiologie de leur affection. Nous n'avons trouvé ni dans les leçons sur les maladies de la peau de Moritz Kaposi, ni dans la thèse de M. Leloir, de renseignement concernant l'ichthyose dans ses rapports avec l'ataxie locomotrice.

(1) Gilbert et Dutil. Même note, p. 380.
(2) Observation n° 3 — Tabétique syphilitique. — « Depuis deux ans « la peau s'est recouverte de squames analogues à celles de l'ichthyose « aux bras, du côté de l'extension, et aux membres inférieurs, surtout « à la face antérieure des jambes. »

c) *Zona* (*Herpès zoster*).

Définition. — « Nous désignons (1) sous le nom d'Herpès zoster, l'affection qui, d'après le type de l'herpès, c'est-à-dire avec des groupes de vésicules survenant d'une manière aiguë, se localise sur une moitié du corps (très rarement sur les deux), le tronc, la tête ou les membres, et dont l'éruption suit le trajet anatomique des nerfs. »

« Le zona (2) constitue actuellement le type de la dermatose d'origine trophique. La démonstration de l'origine nerveuse du zona a eu des conséquences cliniques et anatomo-pathologiques des plus importantes ; c'est elle, en partie, qui a attiré l'attention sur les affections cutanées d'origine trophique. »

« Le zona (3) est assez fréquent dans l'ataxie — il occupe le département des nerfs qui sont le siège des douleurs fulgurantes et apparaît quand celles-ci ont redoublé d'intensité. »

Nous avons vu précédemment ce qu'en pensaient MM. les professeurs Charcot et Vulpian. Kaposi (4) admet également qu'il peut survenir à la suite d'une maladie de la moelle, mais sans nommer l'ataxie locomotrice.

Ainsi que le montre notre observation (n° 8) le zona peut se rencontrer à la période præataxique du tabès spécifique. C'est au milieu de troubles tabétiques légers, dès la première année du tabès, qu'il survient à l'improviste chez notre malade. C'est un zona dorso-abdominal droit absolument classique. Le malade n'avait eu comme douleurs que quelques élancements

(1) Moritz-Kaposi. Loc. cit., p. 409, t. I.
(2) Leloir. Loc. cit., p. 150.
(3) Arnozan. Loc. cit , p. 129.
(4) Kaposi. Loc. cit., p. 413, t. I.

fulgurants dans les jambes ; il se plaignait d'éprouver une sensation très pénible de resserrement circulaire de la poitrine, au niveau de la base, *mais jamais il n'avait éprouvé de douleurs fulgurantes le long du trajet des branches nerveuses suivant lesquelles se développèrent les vésicules de zona.*

Nous avons parlé précédemment de déductions importantes à tirer de l'apparition précoce de ces différents troubles cutanés.

Ces déductions nous les empruntons au travail de M. Leloir (1): « Il arrive assez souvent que la lésion cutanée fasse diagnostiquer une lésion nerveuse qui, sans elle, serait passée inaperçue, ou n'aurait été reconnue que plus tard, et que le traitement et le pronostic se trouvent ainsi complètement modifiés. »

C'est là d'ailleurs ce que nous avons déjà bien fait ressortir à propos du mal perforant. Qu'on se rappelle cette observation n° 6 où un mal perforant précéda de quatre années tout autre symptôme tabétique.

« Aussi, ajoute M. Leloir, (2) devra-t-on toujours chez les sujets atteints des affections cutanées, que nous avons étudiées plus haut, rechercher s'il n'existe pas, plus ou moins cachée, une lésion du système nerveux central ou périphérique.

Il va plus loin encore : (3) « Il serait même intéressant et utile, dit cet auteur, d'établir une enquête fondée sur un grand nombre de faits bien observés, pour s'assurer si, dans certains cas, ces affections cutanées n'annonceraient pas une prédisposition à certaines affections nerveuses qui se montreront à une échéance plus ou moins rapprochée. »

(1) Leloir. Loc. cit., p. 194.
(2) Leloir. Id., p. 195.
(3) Leloir. Loc. cit., p. 195.

IV. — *Fractures spontanées. — Arthropathies*

a) Fractures spontanées. — A-t-on observé des fractures spontanées au cours de la période præataxique du tabes spécifique?

Nous avons parcouru un certain nombre de travaux (1) concernant les fractures spontanées chez les tabétiques et dans aucun il n'est franchement répondu à cette question. Nous ne possédons nous-même aucune observation sur ce sujet; en conséquence, nous passerons outre et nous aborderons de suite l'étude des arthropathies.

Notons toutefois cette conclusion de la thèse de M. le Dr Leroy : (2) « Le maximum de fréquence des fractures est à la

(1) *a)* Charcot. Archives de physiologie, 1874, p. 166.

    b) Forestier. Etude sur quelques points de l'ataxie locomotrice progressive (arthropathies, fractures et luxations consécutives). Thèse Paris, 1874.

    c) Oulmont. Fractures spontanées dans l'ataxie locomotrice. Progrès médical, 1877.

    d) Patey. Etude d'ensemble sur les fractures spontanées considérées spécialement au point de vue de leurs causes, leur pronostic et leur traitement. Paris, 1878, p. 101 : « Enfin, les « fractures surviennent dans les lésions nerveuses irritatives « (ataxie ou paralysie générale), se produisent avec la plus « grande facilité et se consolident de même. »

    e) Charcot, Gazette des hôpitaux, 1879. Arthropathies chez les ataxiques, p. 54 : « Les os des ataxiques sont disposés à subir certaines lésions trophiques. »

    f) Charcot. Gazette des hôpitaux, 1881, p. 26.

    g) Blanchard. Gazette des hôpitaux, 1881.

    h) Ch. Ferré et Charcot. Progrès médical, 4 août 1883, p. 606.

    k) Albert Béchard. Contribution à l'étude de quelques troubles trophiques dans l'ataxie locomotrice progressive (arthropathies et fractures). Thèse Paris, 1882.

(2) Frédéric Leroy. Des fractures chez les ataxiques. Thèse Paris, 1883, p. 67.

période d'incoordination, plus rarement pendant la période des douleurs, exceptionnellement avant tout symptôme ataxique. »

b) Arthropathies. — Dans la période præataxique du tabès spécifique les arthropathies sont assez rares. On en observe deux formes : l'une légère, la plus fréquente ; l'autre grave. Peut-être la rareté des arthropathies légères n'est-elle qu'apparente et tient-elle à ce que dans certains cas, où le tabès est encore mal caractérisé, on met sur le compte du rhumatisme les quelques douleurs articulaires et l'hydarthrose dont se plaignent les malades. Nous voyons cette méprise signalée dans notre observation n° 10. Nous reviendrons du reste tout à l'heure sur ce sujet.

Dans la forme légère (1) il survient rapidement une hydarthrose plus ou moins volumineuse d'un genou par exemple ou quelquefois des deux genoux, puis tout disparaît.

Dans la forme grave (2) le début est le même, mais l'hydarthrose est persistante, puis des hyperostoses, des lésions des os et des cartilages, des luxations surviennent plus ou moins rapidement.

De ces deux formes, la plus intéressante pour nous est la première. Mais avant de nous étendre sur chacune d'elles jetons un coup d'œil sur l'histoire de ces arthropathies.

« C'est en général vers la fin de la première période de l'ataxie locomotrice et au début de la seconde que les accidents articulaires font leur apparition », dit M. le professeur Ball (3).

(1) Fournier. Leçons cliniques faites à Saint-Louis, 1884 (inédites), déjà citées.

(2) Fournier. Id.

(3) Ball. Des arthropathies consécutives à l'ataxie locomotrice progressive. Paris (Asselin), 1869, p. 36.

Pour M. le professeur Charcot (1) (qui le premier appela l'attention sur l'existence d'arthropathies spéciales se développant dans le cours de l'ataxie locomotrice progressive) « l'arthropathie serait toujours un phénomène précoce, c'est-à-dire de la période initiale de la maladie spinale — ou mieux encore un phénomène de transition entre la première et la seconde péeirode. » On voit que les opinions des deux maîtres diffèrent de bien peu.

Grasset (2) n'a pas d'opinion personnelle, il rapporte seulement celle des précédents auteurs.

M. le Dr Blum (3) dit : « C'est un symptôme précoce. Cependant cette règle n'est pas absolue. »

Dans la thèse de M. le Dr Michel (4) nous lisons : « Il résulte des observations que nous avons recueillies, que cette arthropathie est presque toujours un phénomène précoce, qu'elle débute à une période peu avancée de la maladie. »

M. le professeur Vulpian (5) appuie de son autorité cette manière de voir à peu près uniforme :

« Un malade qui éprouve depuis un an, deux ans et plus des symptômes de la première période de l'ataxie, c'est-à-dire des douleurs fulgurantes, des troubles oculaires, etc.... ou même

(1) Charcot. Archives de physiologie, 1868, t. I. Sur quelques arthropathies qui paraissent dépendre d'une lésion du cerveau ou de la moelle épinière, p. 161 et 171. — Mêmes Archives, t. II, 1869, p. 121, et t. III, 1870, p. 306. — Charcot. Leçons sur les maladies du système nerveux, 3e édit., 1877, t. II, p. 58.

(2) Grasset. Traité pratique des maladies du système nerveux, 2e éd., 1881, p. 317.

(3) Blum. Des arthropathies d'origine nerveuse. Thèse d'agrégation, 1875, p. 25.

(4) Joseph Michel. Etude sur les arthropathies survenant dans le cours de l'ataxie locomotrice progressive. Thèse de Paris, 1878, p. 30.

(5) Vulpian. Maladies du système nerveux, 1870, p. 332.

qui offre un peu d'incoordination motrice voit survenir rapidement, etc..... »

— Telle est enfin l'opinion de M. le professeur Fournier de qui
nous tenons nos deux observations de tabétiques spécifiques
atteints d'arthropathies. L'une de ces observations est empruntée aux « leçons de notre maître sur l'ataxie locomotrice d'origine syphilitique, » l'autre est inédite ; elle est tirée de la
clientèle privée de M. Fournier.

Nous allons donner, d'après les auteurs (1), les symptômes et
la marche des arthropathies prœataxiques du tabès. Quelle que
soit, d'ailleurs, la période de cette affection où apparaissent les
arthropathies, celles-ci n'empruntent aucun caractère clinique
spécial de la précocité ou du retard de leur apparition. D'un
autre côté, et suivant ce qu'il était si facile de prévoir, ces
caractères sont identiques chez tous les sujets atteints de tabes, quelle que soit l'origine de la maladie, la syphilis ou
toute autre cause invoquée. Qu'on dépouille en effet les observations qui ont servi de guide aux auteurs dans leur description symptomatique des arthropathies du tabes, on retrouvera
dans plus d'une la syphilis aux antécédents du malade, sinon
à l'étiologie du mal, et l'on verra que les troubles qu'on y
signale ne diffèrent en rien des troubles notés dans celles

(1) *a*) Charcot. Archives de physiologie, 1868, t. I, p. 171. — Charcot
      Leçons sur les maladies du système nerveux, t. II, 3e édit.,
      1877, p. 62 et 63.
  b) Ball. Loc. cit., p. 36 et suivantes.
  c) Grasset. Loc. cit., p. 317 et 318.
  d) Blum. Loc. cit., p. 26 et 27.
  e) Vulpian. Loc. cit., p. 332 à 334.
  f) Fournier. Loc. cit., p. 227 à 230.
  g) Arnozan. Loc. cit. Arthropathies, p. 87.
  h) Debove. Etude sur les arthropathies tabétiques. Archives de
      neurologie, 1881, p. 76-77-85.

d'où la syphilis est absente. Nous apportons nous-même deux observations à cet appui.

L'exposé symptomatique suivant est composé d'emprunts à peu près textuels (1).

Sans cause extérieure appréciable, sans coup ni chute, en dehors d'un traumatisme quelconque, l'affection locale apparaît; elle se produit d'ordinaire sans prodromes, si l'on excepte cependant les craquements que l'on trouve mentionnés dans nn certain nombre d'observations. Le plus communément le premier phénomène constaté est la tuméfaction extrême de tout le membre. Cette tuméfaction se compose :

1° *D'une hydarthose considérable.* — L'articulation atteinte est fortement distendue par du liquide. Ce liquide est presque toujours de la sérosité, mais dans quelques cas on peut trouver du pus.

2° *D'un empâtement* qui offre pour la majeure partie une consistance dure et dans lequel les symptômes ordinaires de l'œdème ne sont pas d'habitude très accentués. Cette sorte d'œdème survient brusquement ; en quelques heures, il est arrivé à son plus grand développement. La peau est tendue, mais elle n'est pas lisse, luisante, rouge comme dans l'inflammation.

Les mouvements spontanés sont possibles et se font sans douleurs; il n'y a d'autre gêne que celle qui est occasionnée par le gonflement du membre. Les mouvements provoqués, les pressions, les chocs sur l'articulation ne déterminent pas la moindre sensation pénible. Or les arthrites ordinaires, si peu douloureuses qu'elles puissent être dans quelques cas, occa-

_____

(1) Ces emprunts sont faits à MM. Charcot, Ball, Grasset, Blum, Vulpian, Fournier, Arnozan, Debove, dont les ouvrages viennent d'être cités.

sionnent toujours une certaine douleur lorsqu'on percute l'articulation ou qu'on cherche à lui imprimer un mouvement.

Si l'épanchement est séreux, la fièvre est nulle ou fort modérée, au moins au début; s'il est formé par du pus, la fièvre est au contraire très forte.

Au bout de quelques semaines, de quelques mois, le gonflement disparaît et alors tout rentre dans l'ordre ; tantôt au contraire il reste des désordres graves de la jointure, des craquements, des dislocations répondant à une usure des surfaces osseuses, des luxations variées. Mais le plus souvent c'est la disparition complète du gonflement que l'on observe, et, dans ce mouvement de retrait, non seulement le membre retrouve ses dimensions primitives, mais parfois il s'amaigrit, les masses musculaires s'atrophient, et à travers elles on peut explorer sans difficulté l'articulation. Alors, dans un délai quelquefois très court, un mois, quinze jours même, on s'aperçoit que les extrémités osseuses ont participé au mouvement atrophique qui s'est emparé du membre.

Relativement à la fréquence, c'est le genou, puis l'épaule, enfin le coude, la hanche, le poignet, qui sont de préférence affectés.

Cette description classique n'enlève pas toutefois sa valeur à notre observation n° 10 où nous voyons un tabétique spécifique présenter des arthropathies fugaces et réitérées, caractérisées par une légère hydarthrose des genoux et par des douleurs articulaires plus ou moins vives. Ces arthropathies étaient telles qu'elles ont été longtemps prises pour des manifestations rhumatismales et traitées par le salicylate de soude dont non seulement l'inefficacité a été absolue, mais qui fut encore très mal supporté par le malade.

Il n'est pas inutile, croyons-nous, d'insister sur ce caractère douloureux des arthropathies légères, dans certains cas, puisqu'une confusion entre deux maladies bien différentes en peut résulter. Aussi maintenons-nous la réflexion qu'à propos de cette observation nous avons faite au commencement de ce chapitre. C'est que la rareté de certaines arthropathies tabétiques légères n'est peut-être qu'apparente et peut provenir d'erreurs de diagnostic.

Mais ce n'est pas là le seul cas où la question de diagnostic soit soulevée à propos des arthropathies des tabétiques spécifiques. En effet, on ne manquera pas de nous dire : mais pourquoi ne mettez-vous pas sur le compte de la syphilis, et non au compte du tabès, les arthropathies de vos malades, tous anciens syphilitiques?

Ne survient-il pas parmi les accidents de la période tertiaire de la syphilis (dont, entre parenthèses, le tabès ne serait lui-même qu'une manifestation tertiaire), des arthropathies syphilitiques et exclusivement syphilitiques pour cette raison que des malades spécifiques qui, dans le cours de leur existence, n'ont jamais présenté de symptôme de tabès, ont été atteints d'arthropathies? Ne signalez-vous pas vous-même dans vos observations des tabétiques porteurs de lésions syphilitiques tertiaires évidentes (testicule syphilitique, nécroses des maxillaires, gommes)? Certes oui, répondrons-nous à ces dernières questions, et rien n'empêche, pensons-nous, qu'un tabétique spécifique puisse présenter simultanément une arthropathie tabétique et une arthrite syphilitique tertiaire. Mais alors où est la différence entre ces deux ordres de phénomènes morbides, auxquels on ne peut s'empêcher de reconnaître une commune origine, directe pour les uns, et tout à fait indirecte pour les autres? C'est à la thèse de M. le Dr Méricamp (1) que nous allons recourir pour essayer de tracer cette différence.

(1) Méricamp. Contribution à l'étude des arthropathies syphilitiques tertiaires. Thèse Paris, 1882, p. 21.

Cet auteur admet trois types d'arthropathies syphilitiques. Deux seuls nous intéressent, et nous allons voir que les caractères cliniques en sont le plus souvent (nous ne disons pas toujours) assez différents de ceux des arthropathies liées au tabès. Mais, avant de les énoncer, faisons remarquer, que dans aucune des observations de l'auteur, il n'est question, en dehors des troubles articulaires locaux, de symptômes qu'on puisse rattacher à l'ataxie locomotrice progressive. Ce détail a bien son importance. Toutefois, comme, ainsi que nous venons de le dire, il ne paraît pas impossible qu'une arthropathie syphilitique survienne chez un tabétique spécifique, c'est d'après les seuls caractères objectifs des lésions, ou d'après les symptômes locaux et généraux reconnaissant ces lésions pour cause, qu'il nous faut tenter d'établir le diagnostic différentiel.

Fidèle à la règle que nous nous sommes imposée nous laissons volontairement de côté, malgré le secours qu'elle nous rendrait dans cette circonstance, l'anatomie pathologique des arthropathies syphilitiques, question si bien traitée dans la thèse de M. Méricamp.

La première forme des arthropathies syphilitiques tertiaires est surtout caractérisée par un épanchement articulaire. Mais, dit l'auteur, (1) « cet épanchement est toujours symptomatique d'une des altérations suivantes :

a) « Dépôts gommeux ou infiltrations gommeuses développées autour de la synoviale.

b) « Gommes développées au niveau d'un des culs-de-sac de la synoviale et retentissant ou non sur l'os adjacent.

c) « Périostites circonscrites au niveau d'un cul-de-sac synovial.

« Ce ne sont pas là seulement des lésions dont la nature ne se

(1) Méricamp. Loc. cit., p. 21 et 22.

reconnaît qu'à l'autopsie; bien que l'épanchement articulaire soit si marqué dans un certain nombre de cas que l'hydarthrose paraisse être *tout*, la lésion initiale est retrouvée chez le malade si elle est minutieusement recherchée.

« On recherchera (1) avec attention un point douloureux, une tuméfaction circonscrite. C'est la notion de ce point douloureux qui a permis à M. Kirmisson de poser (dans un cas rapporté par l'auteur) le diagnostic d'arthropathie syphilitique, » car un des caractères ordinaires de l'arthropathie développée est d'être indolente.

Dans les arthropathies du tabès spécifique il n'existe pas de *point douloureux*. Celles qui donnent lieu à des douleurs spontanées ne peuvent être confondues qu'avec des accidents rhumatismaux subaigus; c'est du moins ce qui ressort de notre observation n° 10, derrière laquelle nous nous abritons pour avancer cette proposition. Les arthropathies du tabès spécifique n'ont pas de ces tuméfactions circonscrites (gommes, infiltrations gommeuses) signalées dans les autres; on y rencontre un empâtement, une sorte d'œdème général de toute la peau qui recouvre l'articulation et de toute la peau avoisinante. Puis comment se développent-elles? En quelques heures ordinairement. C'est dans une articulation absolument saine que survient l'hydarthrose. Dans les arthropathies spécifiques tertiaires, c'est dans une articulation déjà malade, et dont on peut, par un examen antérieur, reconnaître le point lésé, que se produit l'hydarthrose. La disparition brusque elle-même de l'épanchement, si fréquente dans l'arthropathie tabétique, n'est jamais signalée dans l'arthropathie syphilitique. Au contraire, il est habituel de voir celle-ci s'aggraver jusqu'à ce qu'un traitement convenable l'enraye

(1) Méricamp. Loc. cit., p. 40.

et la fasse disparaître. Il est, nous le savons, des observations
où les débuts des troubles articulaires de la syphilis tertiaire
présentent une analogie frappante avec ceux des arthropathies
du tabès spécifique. Ainsi, observation n° 2 (1) de la thèse du
Dr Méricamp : « Au dire de la malade, le début de l'affection
remonte à environ sept mois. A cette époque, le genou augmente légèrement de volume; il y a peu de gêne dans les
mouvements et quelques craquements, mais aucune douleur
et aucune réaction. »

On croirait presque lire le récit du début d'une arthropathie
tabétique spécifique. Mais supposons que le diagnostic clinique
ne puisse tout d'abord être fait ou soit erroné. Quels sont les
inconvénients de cette méprise? Ils sont nuls pour le malade,
et l'erreur n'est pour le médecin qu'une bien petite blessure
d'amour-propre, puisque dans les deux cas c'est au traitement
syphilitique qu'il doit soumettre son client. Ajoutons enfin
que la guérison absolue, radicale est la règle dans les cas
d'arthropathies syphilitiques tertiaires. Cette guérison, dans
la plupart des observations, est même annoncée comme rapide, mais la marche de la guérison est régulière comme celle
du développement du mal, tandis que dans les arthropathies
du tabes syphilitique, il n'est, malgré le traitement le plus
intelligent et le mieux suivi, rien de régulier, rien d'assuré.

Dans le deuxième type (2) des arthropathies syphilitiques
tertiaires, M. le Dr Méricamp comprend les faits que M. le
professeur Fournier a groupés sous le nom de pseudo-tumeurs
blanches syphilitiques. C'est la forme osseuse des arthropathies syphilitiques. Voici, au point de vue clinique, ce qu'en
dit M. Méricamp :

(1) Méricamp. Loc. cit., p. 28.
(2) Méricamp. Loc. cit., p. 41.

« Quelque étendues (1) que paraissent les lésions du genou, les malades marchent sans beaucoup de difficulté ; on peut presser sur l'interligne articulaire, on peut imprimer des mouvements sans provoquer la moindre douleur ; l'articulation est pour ainsi dire indifférente et a, ou peu s'en faut, toute l'étendue de ses mouvements. »

Ces symptômes, jusqu'à présent, se rapprochent de ceux qu'on observe dans les arthropathies du tabès syphilitique; mais continuons : « Point d'attitude fixe (2), point de rétractions musculaires, *point d'empâtement, point de modifications de la peau*, point de rougeur, point de chaleur, point d'épaississement synovial ou péri-synovial, mais l'articulation renferme du liquide et il existe des craquements articulaires. Toutefois l'*hydarthrose peut manquer* et cette *hydarthrose est secondaire;* ce qui le prouve c'est que si parfois elle est précoce, *parfois aussi elle est tardive.* » Plus loin, à propos de la douleur qui s'observe quelquefois en dépit de l'indolence ordinaire : « Le chirurgien (3), explorant avec soin les extrémités osseuses, *pourra trouver une zone où la pression soit douloureuse.* » Nous bornerons là nos citations. Nous croyons que de cet exposé de symptômes ressort suffisamment, dans la plupart des cas, le diagnostic de celles des formes d'arthropathies syphilitiques tertiaires qui se rapprochent le plus, par leurs caractères cliniques, de certaines formes d'arthropathies du tabes spécifique. A insister davantage sur les signes différentiels de ces deux ordres de troubles articulaires, nous arriverions indubitablement à répéter ce que nous avons dit au sujet des arthropathies syphilitiques tertiaires du premier type.

(1) Méricamp. Id., p. 72.
(2) Méricamp. Loc. cit., p. 72 et 73.
(3) Méricamp. Id., p. 74.

V

Atrophies musculaires.

Voici ce que dit M. Grasset à ce sujet :

« L'atrophie (1) musculaire a été observée également dans quelques cas d'ataxie locomotrice, mais c'est un trouble plus rare que les autres. L'atrophie est ici le plus souvent limitée par exemple à un membre ou à un groupe de muscles. C'est un phénomène secondaire, consécutif, une sorte de complication dans l'histoire générale de la maladie. »

M. le professeur Charcot (2) : « Parfois disséminées sur les parties du corps les plus diverses, les lésions musculaires restent d'autres fois limitées à des régions très circonscrites. Les éminences thénar et hypothénar restent dans un grand nombre de cas parfaitement normales. Souvent les muscles des membres inférieurs, frappés d'incoordination motrice, sont seuls envahis. Dans le cas recueilli dans mon service et publié par M. Pierret, l'atrophie portait à la fois sur toute l'étendue du membre supérieur et du membre inférieur d'un même côté. Ce mode de répartition des lésions musculaires est déjà très particulier.

« Dans tous les cas connus, les symptômes qui se rattachent à la sclérose postérieure précèdent le développement de l'amyotrophie ».

M. le professeur Fournier, qui a signalé cette année, dans ses leçons à Saint-Louis, l'atrophie musculaire comme un phé-

(1) Grasset. Loc. cit. Ataxie locomotrice progressive, p. 320.
(2) Charcot. Leçons sur les maladies du système nerveux, 3ᵉ édit., 1877, p. 254 et 255.

nomène morbide pouvant se montrer dès la période præataxique du tabes spécifique, ne l'envisage, dans ses leçons sur
l'ataxie locomotrice d'origine syphilitique, que comme un
trouble trophique « s'ajoutant aux accidents d'incoordination
motrice (1) ». Il ne ressort (2) pas moins des faits précédents,
ajoute-t-il, que le tabes syphilitique peut se compliquer de
lésions atrophiques des muscles, voire de l'affection dite atrophie musculaire progressive. »

Notre observation XI d'atrophie musculaire survenue
pendant la période præataxique d'un tabes spécifique a été
recueillie par M. le Dr Albert Robin dans sa clientèle privée ;
elle nous a été communiquée par M. le professeur Fournier.

Le malade est un tabétique syphilitique chez lequel on remarqua, vers la fin de la période præataxique de sa maladie,
une atrophie marquée des muscles des deux jambes, plus
prononcée du côté droit. Mais cet homme, bien que ne présentant pas encore de symptômes d'incoordination motrice,
avait depuis longtemps débuté dans le tabès. Aussi cette observation, tout en montrant que l'atrophie musculaire peut
apparaître au cours de la période préataxique du tabes syphilitique, n'a-t-elle pas de valeur, si on la considère au point de
vue de l'importance de l'apparition des troubles trophiques
précoces pour le diagnostic et, par suite, pour le traitement
également précoce du tabes syphilitique.

Tout autre est la note (3) de M. le Dr Gilbert Ballet parue
dans le *Progrès médical* de 1883 sur l'hémiatrophie de la
langue comme *manifestation de début du tabès*. Il est vrai
qu'il n'est pas dit dans cette note si les malades, chez lesquels

---

(1) Fournier. Loc. cit., p. 243.
(2) Furnier. I., p. 247.
(3) Gilbert Ballet. De l'Hémiatrophie de la langue dans le tabes
dorsalis. Progrès médical, 27 octobre 1883, p. 847.

on a observé ce trouble trophique, comptaient la syphilis dans leurs antécédents. Mais, malgré ce silence à ce sujet, nous avons trop de fois répété que la syphilis, conformément à l'opinion même de notre maître, M. le professeur Fournier, n'était regardée, dans le tabès, que comme cause et n'avait pas de symptômes propres, pathognomoniques, mais bien les symptômes ordinaires de l'ataxie commune, pour que nous ne tenions pas le plus grand compte de cette note. D'autre part, étant admis que l'atrophie musculaire peut se montrer dans le tabes syphilitique (et à la période præa-taxique, comme le prouve notre observation n° 11), nous ne voyons pas de raison pour que chez les tabétiques spécifiques cette atrophie affecte tel organe ou tel membre plutôt que tel autre, et, par suite, pour que la langue soit épargnée par le tabes syphilitique et ne le soit point par le tabes d'origine vulgaire. Rien enfin n'entre mieux dans l'esprit d'après lequel est conçue notre thèse que cette conclusion que voici des observations de l'auteur : « L'hémiatrophie de la langue est, dans certains cas, la seule manifestation ostensible et nette du tabès à une époque où les autres sont encore légères ou n'ont pas fait leur apparition (1) ».

(1) Gilbert Ballet. Loc. cit., p. 847.

VI

Diagnostic, pronostic, traitement et conclusions.

Le seul diagnostic différentiel intéressant a été fait ou du moins nous avons tenté de le faire dans le chapitre des arthropathies. Il n'existe pas de diagnostic différentiel pour des lésions telles que la chute des ongles ou celle des dents, et, quant à celui des affections cutanées, comme le zona, l'ichthyose, c'est l'affaire des traités des maladies de la peau. Seul le diagnostic étiologique de tous ces troubles trophiques nous intéresse. Or les troubles trophiques de la période præataxique du tabès syphilitique ne sont que des symptômes, et des symptômes communs à un certain nombre de maladies nerveuses. Pour reconnaître celle de ces maladies nerveuses sous la dépendance de laquelle seront placés les troubles trophiques qu'on verra survenir chez un sujet, il faudra donc examiner celui-ci avec le plus grand soin. Le diagnostic sortira, non pas de la constatation de tel ou tel trouble trophique isolé, mais de l'association de ce trouble à d'autres phénomènes morbides, reconnus comme des manifestations d'une des maladies nerveuses présumées. C'est ainsi qu'on ne dira pas qu'un homme est atteint de tabès, par exemple, s'il est simplement porteur d'un zona ; mais, s'il a en même temps de la paralysie d'un ou de plusieurs muscles de l'œil, s'il se plaint de douleurs fulgurantes, de troubles de la miction, si ses réflexes rotuliens sont amoindris ou exagérés, etc., on n'hésitera pas à voir dans ce zona un trouble trophique dont le tabès est l'origine. Cependant le diagnostic, mais seulement en ce qui concerne le tabès, pourra ressortir de la seule association d'un certain nombre de ces troubles trophiques entre eux, car le fait suivant est à noter, et nous pouvons le présenter comme notre première conclusion :

« 1° L'apparition simultanée ou successive d'un certain « nombre des troubles trophiques étudiés dans ce travail ne « se rencontre dans aucune maladie nerveuse autre que le « tabès, d'origine soit commune, soit syphilitique.

« 2° L'apparition précoce, isolée, d'un quelconque de ces « troubles trophiques doit, dans tous les cas, éveiller l'atten- « tion du médecin appelé à le constater, et doit le mettre en « garde d'abord contre le début possible d'une affection ner- « veuse périphérique ou centrale, et, particulièrement, si le « malade est un ancien syphilitique, contre un début insidieux « de tabès spécifique.

« 3° Étant donné qu'on doive toujours redouter une inva- « sion insidieuse de tabès spécifique chez un sujet, ancien « syphilitique, atteint d'un trouble trophique quelconque, « isolé (mal plantaire, arthropathie, etc., survenant sans « cause, à l'improviste, au milieu d'un état de santé satisfai- « sant en apparence), ne pas craindre d'instituer immédiate- « ment un traitement spécifique énergique (1). »

Le pronostic du tabès syphilitique dépend en effet de la pé- riode de la maladie où le traitement convenable est institué. Plus le tabès est pris jeune, plus l'on est à même, grâce au traitement, de l'arrêter dans son développement et de l'amen- der au point d'obtenir, tout au moins dans certains cas, la demi-guérison (2) du malade. Ce n'est pas à dire qu'on ne doive s'attendre à des mécomptes. M. le professeur Fournier

(1) Voir pour la question du traitement les Leçons cliniques de M. le professeur Fournier sur la syphilis du cerveau, 1879. Traitement, p. 596 et suivantes.

(2) Fournier. De l'ataxie locomotrice d'origine syphilitique. Loc. cit., p. 316.

en signale des plus cruels dans ses leçons sur le tabes spécifique. L'une de nos observations en renferme également un
triste exemple : tout a échoué contre un tabès syphilitique
attaqué cependant à son début par le traitement le mieux or-
donné. Mais, à défaut d'un fait à opposer à celui-là, nous avons
la parole rassurante de notre maître, M. Fournier, qui re-
cherche depuis longtemps l'influence du traitement spécifique
sur le tabès syphilitique naissant, et qui peut déjà, d'après le
dépouillement de ses résultats, citer quelques cas heureux.
Quant aux résultats peu favorables que le traitement spécifique a donnés chez la plupart des malades de nos observations, ils nous semblent justement provenir de ce que tous les
tabétiques spécifiques dont nous rapportons l'histoire, sont
venus *tardivement* à l'hôpital, alors que le tabès s'était installé
depuis de longues années chez eux. Nous n'avons pu recueilr
lir, en effet, que de leur bouche, les particularités des troubles
trophiques, déjà fort lointains, qui ont signalé le début de leur
affection.

Observation I (inédite). (Recueillie par M. Estrada, externe du.service
de M. le professeur Fournier.)

Syphilis et tabès. — Chute spontanée des ongles. — Déformations
unguéales. — Maux perforants. — Chute des dents.

R... (César), 44 ans, maçon, entre le 19 février 1884 dans le
service de M. le professeur Fournier, salle St-Louis, lit n° 60.

Pas d'antécédents héréditaires. Père et mère vivants. Rien du
côté des collatéraux.

Antécédents personnels : Blennorrhagie à 21 ans.

A 30 ans (en 1870), syphilis. Chancre de la verge suivi de roséole, de syphilides papulo-croûteuses du cuir chevelu, de syphilides érosives de la gorge. Le malade entre à l'hôpital du Midi et,
pendant un an, durée approximative des manifestations syphili-

tiques secondaires, est soumis au traitement spécifique successivement dans les services de MM. Dolbeau, Saint-Germain et Simonnet. Puis, cessation absolue de tout traitement.

En 1873, trois ans après le début de la syphilis, survinrent des douleurs vésicales, sans cause connue, pendant la miction.

En 1874, le malade vit certains ongles de ses doigts de pied s'ébranler au point qu'il put les arracher sans douleur et sans effusion de sang. Les ongles ainsi affectés étaient : à droite, ceux du premier, du troisième et du quatrième orteil, et, à gauche, ceux du premier et du troisième orteil. Depuis lors, deux ou trois fois par an, les mêmes ongles sont expulsés dans les mêmes conditions. Pendant une quinzaine de jours, avant le décollement définitif d'un ongle, le malade ressent quelques douleurs comparables à des piqûres d'aiguille au pourtour du bord d'implantation de cet ongle. Jamais d'ecchymose sous-unguéale. On ne peut invoquer, pour expliquer une telle altération, aucune espèce de violence : ni coup, ni écrasement, ni compression par la chaussure. Les ongles qui remplacent ceux qui disparaissent ainsi, sont altérés dans leur conformation et dans leur structure. Celui du gros orteil droit, en particulier, se présente sous l'aspect d'une petite masse cornée, informe, d'une dureté rocheuse; ce n'est plus que le tronçon d'un ongle parfaitement normal autrefois. Chacune des surfaces dermiques, sur lesquelles reposent les autres ongles, très épaissis, paraît cornée elle-même, au point de se confondre presque avec l'ongle auquel elle sert de lit. La sensibilité est à peine émoussée au pourtour des ongles malades. Rien du côté des ongles des mains.

En 1879, premières douleurs fulgurantes dans les membres (bras et jambes). En même temps le malade éprouvait, par intervalles, des étourdissements, surtout lorsqu'il se baissait, et, pendant une minute, il voyait tous les objets rouges ou bleus. Il n'eut jamais de perte de connaissance.

C'est également à cette époque, 1879, que remonte le début de trois maux plantaires ; deux à gauche : l'un au niveau de la tête du premier métatarsien, l'autre un peu plus bas que la tête du second métatarsien ; et un à droite, correspondant à la tête du deuxième métatarsien. Ce furent d'abord des durillons, dont l'arrachement donna lieu à l'écoulement d'un liquide purulent rosé, d'une odeur pénétrante. Plus tard il survint du gonflement de ces différentes parties, et il se forma trois petites ulcérations, très peu douloureuses, qui finirent par se cicatriser. Mais le gros orteil s'enflamma de nouveau, une autre ouverture s'établit pour donner issue au pus, et, il y a trois semaines, le malade retira lui-même du foyer suppurant un fragment d'os nécrosé qui était l'extrémité postérieure de la première phalange du gros orteil. Aujourd'hui, ce dernier est énorme, déformé, déjeté en dehors. Il présente à sa racine, dans le premier espace interdigital, l'orifice d'un trajet fistuleux par lequel du pus sanieux s'écoule. A la place des ulcérations plantaires cicatrisées, on trouve des surfaces épidermiques épaissies et résistantes, où la sensibilité à la piqûre est nulle, et la sensibilité à la température très émoussée. Seul le contact y est assez bien perçu. Ces troubles de la sensibilité s'étendent aux parties avoisinantes. Le second orteil du pied droit est également déformé. La première phalange est redressée de façon qu'elle forme un angle droit avec la tête du métatarsien correspondant ; les deux autres phalanges, normalement dirigées suivant l'axe du pied, forment un autre angle droit avec la première. L'orteil est ainsi raccourci de toute la longueur de la première phalange.

En cette même année 1879, survint la chute spontanée d'un certain nombre de dents. Les dents s'ébranlaient peu à peu et tombaient tandis que le malade était en train de manger et sans que cette chute s'accompagnât ni de douleur ni d'hémorrhagie ; ou bien encore le malade les retirait de l'alvéole avec les doigts. Sa salive, dit-il, était à peine teintée d'un filet de sang. Presque toutes ses dents étaient saines. La cicatrisation de l'alvéole se fit rapidement. Ajoutons que cet homme n'a jamais eu de névralgies dentaires. Il lui reste aujourd'hui quatre dents à la mâchoire supérieure : les deux incisives gauches, la canine et la première petite molaire gauches. En bas, ce sont justement ces quatre mêmes dents qui font défaut.

État actuel. — Depuis 1881 diminution, puis disparition des désirs vénériens ; de temps en temps, quelques pertes séminales nocturnes précédées d'érections incomplètes.

Pendant la marche le malade lance les jambes en avant, surtout la gauche, et frappe fortement le sol du talon. Marche impossible dans l'obscurité. Lenteur et difficulté dans les mouvements tournants. Existence du signe de Romberg. Impossibilité de la station debout sur un seul pied. Perte du réflexe rotulien. Abolition du réflexe pupillaire. Inégalité des pupilles.

Depuis dix ans existe de l'incontinence d'urine. En se levant, le malade laisse échapper une petite quantité d'urine, et cependant, lorsqu'il veut uriner, il est obligé d'avoir recours à la sonde.

Enfin cet homme était atteint, à son entrée à l'hôpital, d'une orchite double chronique, dont l'origine spécifique a été prouvée par l'action favorable du traitement antisyphilitique.

OBSERVATION II (inédite). (Personnelle, recueillie dans le service de M. le professeur Fournier.)

Syphilis et tabès. — Chute spontanée des ongles. — Déformations unguéales.

P... (Ladislas-Nicolas), 47 ans, typographe, entre le 5 juin 1884 dans le service de M. le professeur Fournier, salle St-Louis, lit nº 6.

Antécédents héréditaires : Mère nerveuse, vit encore, 70 ans : père mort accidentellement à 48 ans.

Rien de particulier du côté des collatéraux.

Antécédents personnels : En 1855, blennorrhagie accompagnée d'orchite.

En 1862, chancre de la verge. Le malade alla consulter M. le Dʳ Ricord, qui porta le diagnostic de chancre syphilitique. Il entra alors dans le service de Cullerier. Bientôt, éruption de boutons (probablement syphilides papuleuses) sur le corps et, au visage, sur le front seulement. Le traitement consista en des frictions mercurielles pendant un mois. Jamais d'autre traitement.

De 1862 à 1864, cet homme eut une existence des plus dures. Il prit part, en sa qualité de polonais, à l'insurrection de son pays. Pendant deux hivers il fit le coup de feu dans les bois et souffrit beaucoup du froid et de la faim. Il reçut, entre autres blessures, un coup de crosse au niveau de la racine du nez, et demeura quelque temps privé de connaissance.

En 1872, à Lyon, où il menait une vie très sédentaire, il fut pris de douleurs vives qui, partant de l'épigastre, irradiaient vers les côtes. Ces douleurs en ceinture persistèrent pendant une année environ.

En 1877, douleurs dans la région lombaire; le malade éprouvait en même temps une sensation de grande fatigue générale.

En cette même année 1877, puis en 1878, 1879, il eut des érections fortes et très fréquentes, à la suite desquelles il ressentait une vive brûlure dans le périnée. Il était obligé, pour calmer cette ardente chaleur périnéale, de prendre des bains de siège froids. Il éprouvait la même sensation après le coït, qui se prolongeait outre mesure, et qui finit par devenir un véritable travail pour le malade.

Ce dernier n'a plus aujourd'hui que quelques érections courtes, éloignées. Depuis deux ans, il a cessé tout rapport sexuel; ses désirs sont à peu près éteints; en ces deux années, il n'a eu que deux pertes séminales nocturnes.

En 1879, il a éprouvé, dit-il, des accès de toux qui ont disparu d'eux-mêmes. Il toussait par quintes, et ses efforts de toux n'étaient suivis d'aucune expectoration. La même année, douleurs fulgurantes dans les jambes.

En 1881, il fut pris d'une diarrhée subite qui dura huit jours. Il entra à la Pitié, où il fut examiné et interrogé par M. le D\u1d63 Hutinel, qui reconnut chez lui des symptômes formels d'ataxie locomotrice. On trouva que ses réflexes rotuliens étaient abolis. On le traita par l'iodure de potassium et les frictions mercurielles pendant son séjour à l'hôpital, qui ne fut d'ailleurs que de courte durée.

A cette époque, l'ongle de son gros orteil droit devint tout noir; s'ébranla, et le malade l'arracha sans effort, sans douleur et sans effusion de sang. Cet ongle tomba de nouveau dans les mêmes conditions, un peu plus tard. L'ongle du second orteil, du même pied, est déjà tombé deux fois. Il offre aujourd'hui une coloration noirâtre, qu'il doit à une ecchymose sous-unguéale survenue sans cause appréciable; il est en grande partie décollé, et sur le point de tomber. Au-dessous, on aperçoit le bord libre de l'ongle nouveau. Il n'existe aucune douleur spontanée, et la pression exercée sur l'ongle est à peine douloureuse.

L'ongle du quatrième orteil est tombé une fois; il ne présente rien de particulier.

Les ongles actuels des deux gros orteils sont fortement arqués, très épaissis et d'une dureté presque rocheuse. Ils sont parcourus par des striations longitudinales très accentuées.

Sous la face du gros orteil droit, la sensibilité à la piqûre et à la température est presque nulle. Seul le contact est bien perçu. Autour de l'ongle du même doigt, la piqûre est mal sentie.

A gauche, sur toute la face plantaire, le malade ne sent que le contact.

Tandis que survenaient ces troubles trophiques des ongles, cet homme, de plus en plus tourmenté par les douleurs fulgurantes, alla consulter M. le professeur Charcot, qui lui ordonna comme traitement des pointes de feu dans la région dorso-lombaire, tous les huit jours, du seigle ergoté et des douches.

A cette époque remonte le début de l'incontinence urinaire dont se plaint le malade. Quand le besoin d'uriner le prend, il laisse échapper souvent quelques gouttes d'urine soit dans ses draps, soit dans son pantalon, tant ce besoin est pressant.

De même, il présente de l'incontinence des matières fécales, mais seulement dans certaines conditions : comme lorsqu'il est ému, ou qu'il est en retard et pressé et qu'il s'inquiète. Il éprouve alors une envie impérieuse d'aller à la selle, et tous ses efforts de rétention restent vains. Les matières qu'il rend sont diarrhéiques et très abondantes. S'il ne peut les évacuer de suite, il arrive fréquemment qu'une petite quantité de ces matières vienne souiller son pantalon ; et c'est ainsi que lorsque ce malade est pris, dans un ieu public par exemple, du besoin d'aller à la selle, la crainte qu'il ressent de ne pouvoir éviter l'accident d'une défécation involontaire dans son pantalon détermine cet accident même.

Aujourd'hui, la marche du malade est un peu saccadée, mais il n'existe pas d'incoordination vraie des mouvements des membres inférieurs. Il y a quelque temps, cet homme a pu faire à pied, sans fatigue, dans le même jour, le voyage « aller et retour » de Paris à Versailles. Nous avons vu précédemment qu'on trouvait chez lui une anesthésie plantaire assez marquée, surtout à gauche.

Cependant, le malade a la sensation nette du terrain sur leque il marche. Les yeux fermés, il vacille et finirait par tomber. Il s tient mal sur un seul pied. Il exécute encore assez bien, au commandement, le mouvement tournant sur lui-même, mais il est tout étourdi quand il se baisse, pour se laver la figure, par exemple, et il est alors toujours près de tomber. Les réflexes rotuliens ont tout à fait disparu. Il lui arrive souvent, lorsqu'il mange, de se prendre la langue entre les dents, comme s'il était mal habile à la faire manœuvrer. Pas de troubles de la vue ni de l'audition.

OBSERVATION III (inédite). (Recueillie par M. Dubreuil, interne du service de M. le professeur Fournier.)

Syphilis et tabès. — Chute spontanée des ongles. — Déformations unguéales. — Mal perforant.

L... (Marie-Joseph), 44 ans, cocher, entre, le 12 février 1884, dans le service de M. le professeur Fournier, salle Saint-Louis, lit n° 8 *bis*.

Antécédents héréditaires nuls.

Bonne santé pendant toute l'enfance et la jeunesse.

De 18 à 35 ans, nombreux excès vénériens.

Syphilis en 1862, à l'âge de 22 ans ; chancre de la verge suivi de céphalée, de syphilides érosives buccales et de syphilides papulo-hypertrophiques de l'anus.

Le malade se soigne assez mal chez lui pendant un an, puis il entre à l'hôpital du Midi, où il séjourne pendant quatre-vingts jours, et où il est soumis au traitement spécifique, par M. le Dr Tillaux.

Pas d'autre traitement depuis.

Pendant la guerre 1870-71, fatigues et privations.

En 1872, c'est-à-dire dix ans après le chancre, douleurs fulgurantes dans les membres inférieurs.

Peu de temps après, douleur sourde et continue dans la région de l'hypochondre droit.

En 1877, troubles urinaires complexes : incontinence d'urine nocturne ; le jour, fausses envies d'uriner ; d'autres fois, le malade a de la peine à vider sa vessie, et, pendant ses efforts de miction, il laisse échapper des matières fécales.

Les douleurs fulgurantes, très intenses alors, s'accompagnent d'hyperesthésie superficielle des membres inférieurs.

En 1878, première chute des ongles de tous les orteils, à l'exception de celui du petit orteil de chaque côté. Depuis cette époque les chutes ont été fréquentes. Tout l'ongle ne tombe pas. Une rainure transversale, de plus en plus profonde, finit par le diviser en deux parties à peu près égales : l'une libre, l'autre attenant à la base de la matrice unguéale; et c'est la portion ainsi adhérente de l'ongle qui, continuant à se développer, décolle et pousse devant elle l'autre partie qu'elle finit par chasser.

Les ongles actuels présentent des altérations très prononcées pour quelques-uns : ceux des gros orteils sont à peu près normaux, à part quelques striations en long et en travers.

Deuxième orteil droit. — L'ongle est écailleux et se détache facilement; il se distingue mal du derme sous-jacent dur et corné ; il existe un petit point hémorrhagique à la partie inférieure.

Deuxième orteil gauche. — L'ongle est épais, dur, comme rocheux, informe, coloré en noir; il semble reposer sur une surface dermique cornée.

Rien du côté des ongles des mains.

A cette même date, 1878, apparition d'un mal perforant sous le pied gauche. Début par un durillon ; puis une ulcération indolente se forme sous ce durillon, et la suppuration s'établit.

Durée du mal, près de quatre ans. La cicatrice de ce mal plantaire se présente sous l'aspect d'une petite surface épidermique arrondie, dure, résistante, comme cornée, insensible. Elle est située un peu en arrière et en dehors de la tête du premier métatarsien.

Dès 1882, la sensibilité des membres inférieurs s'était émoussée. Le malade ne sentait pas nettement le sol, mais il n'éprouvait pas sous les pieds la sensation de mollesse qu'accusent d'ordinaire les tabétiques. Il lui semblait, au contraire, s'il marchait sur un tapis, par exemple, qu'il foulait un sol dur, pierreux. Il commençait à lancer les jambes, à frapper la terre du talon, et la marche devenait impossible dans l'obscurité.

L'état général s'améliora sous l'influence d'un traitement à l'iodure de potassium (10 grammes par jour), continué pendant neuf mois à l'hôpital Beaujon. Mais cette amélioration cessa avec le traitement.

Ce malade aujourd'hui frappe fortement le sol du talon, il ne peut se maintenir en équilibre sur un pied. Existence du signe de Romberg, du signe de Westphall. Douleurs fulgurantes presque toutes les nuits. Sensation de constriction dans les genoux, surtout pendant la station debout. Sensation vague et continuelle de constriction de l'abdomen. Douleurs vagues avec sensation de raideur dans les épaules et les bras des deux côtés.

Difficulté d'uriner, il faut que le malade s'accroupisse.

Pupilles paresseuses ; la droite à peu près normale, la gauche un peu plus petite. Jamais de troubles de la vision. Clignotement depuis quelques années. Disparition du réflexe pupillaire.

L'exploration de la sensibilité donne un retard d'environ trois secondes pour la perception des piqûres faites aux membres inférieurs, le retard est moindre pour les membres supérieurs. Sensibilité à peu près normale à la température et au contact.

Depuis deux ans, la peau s'est recouverte de squames, analogues à celles de l'ichthyose, aux bras, du côté de l'extension, et aux membres inférieurs, surtout à la face antérieure des jambes.

Observation IV (inédite). (Recueillie par M. Dubreuil, interne du service de M. le professeur Fournier.)

Syphilis et tabès. — Maux perforants. — Altérations unguéales.

Charles D..., 39 ans, garçon d'office, entre le 15 février 1884, dans le service de M. le professeur Fournier, hôpital Saint-Louis, salle Saint-Louis, lit n° 18.

Antécédents héréditaires : Père nerveux, irascible, avait autrefois des migraines violentes presque tous les quinze jours. Vit encore. Mère épileptique, morte à 42 ans, a eu dix-sept enfants, dont douze sont morts de convulsions pendant la première enfance.

Deux tantes maternelles épileptiques, vivantes.

Antécédents personnels : Le malade lui-même a eu des convulsions répétées pendant le bas âge. Un peu plus tard, il entrait en des accès de colère violents où il se roulait à terre. Depuis son enfance jusqu'à l'âge adulte, il a été sujet à des vertiges de courte durée et à des absences plus courtes encore (petit mal). Jusqu'à 9 ans, incontinence nocturne d'urine. Le jour il retenait mal ses urines.

En 1875, syphilis. Trois chancres simultanés de la verge, suivis de céphalée, d'alopécie, de syphilides érosives de la bouche et de la gorge. Pour tout traitement, il prit, pendant deux mois, quelques pilules mercurielles à l'hôpital du Midi.

De 26 à 32 ans, excès alcooliques. Rêves effrayants la nuit ; pituites le matin à jeun. Tremblement des doigts.

En 1879, c'est-à-dire quatre ans après le début de la syphilis, il se forma, à la face plantaire du gros orteil gauche, au niveau de la tête de la première phalange, une ulcération douloureuse qui a suppuré longtemps et a ouvert l'articulation voisine dont les ligaments sont détruits, de sorte qu'on peut imprimer à la deuxième phalange du pouce des mouvements dans tous les sens. On trouve aujourd'hui une petite surface épidermique dure, épaissie, au niveau de l'ancienne ulcération, et une autre semblable sous la tête du troisième métatarsien du même pied, où survint, à la même époque, un second mal plantaire également cicatrisé. Sur ces deux points, et, du reste, sur toute la face plantaire du gros orteil, insensibilité absolue à la piqûre, à la température et au contact.

Les ongles des premier et second orteils gauches et du gros orteil droit sont épaissis, striés longitudialement, et, quand le malade les coupe, se séparent en un grand nombre de petites lamelles ; ils s'émiettent en quelque sorte. Jamais il ne sont tombés spontanément.

La sensibilité est bien conservée sur tout le pourtour de leur bord d'implantation.

Rien du côté des ongles des mains.

Il y a deux ans, en 1882, le malade s'aperçut qu'il était moins solide sur ses jambes qu'autrefois.

Il trébuchait fréquemment, surtout dans l'obscurité. Puis il devenait maladroit, il *cassait beaucoup de vaisselle.*

Le tabes s'est affirmé depuis cette époque par un grand nombre d'autres symptômes dont nous ne donnons ici que les principaux.

Depuis un an, douleurs fulgurantes dans les membres inférieurs. Douleurs en ceinture.

Disparition des désirs vénériens. Impuissance.

Depuis neuf mois, sensation d'écrasement des genoux, de torsion des orteils, surtout à gauche.

Depuis huit mois, incontinence d'urine. Le malade urine dans son lit toutes les nuits. Besoin impérieux d'uriner.

Depuis six mois, sensation de mollesse du sol.

Depuis trois mois, accès de fausse angine de poitrine.

Sensation d'écrasement de la poitrine, puis engourdissement du bras droit, et douleurs suivant le trajet de ce bras.

Depuis deux mois, cet homme perd ses urines le jour, sans s'en apercevoir. Ce n'est pas un écoulement continuel ; ce sont des mictions involontaires qui surviennent deux ou trois fois dans la journée.

Depuis trois semaines, douleurs brûlantes pendant la miction. Quelques pertes séminales nocturnes dans ces derniers temps. Constipation opiniâtre ordinaire. Jamais d'incontinence des matières fécales.

Incoordination très marquée de la marche. Le malade se tient mal debout immobile, même les yeux ouverts. Existence du signe de Romberg. Perte absolue du réflexe rotulien et du réflexe pupillaire.

Accélération des battements du cœur.

Audition moins bonne à droite qu'à gauche.

Bourdonnements à gauche depuis un an.

Dilatation pupillaire considérable à gauche. Vue moins bonne de l'œil gauche ; fatigue rapide de la vue à la suite de la lecture. Jamais de ptosis, de strabisme ni de diplopie.

Les deux observations qui suivent (obs. V et obs. VI) ont déjà été publiées dans la thèse de M. le Dr Blanchard, 1882 (loc. cit, pages 18 et 24).

Les deux malades qui en font le sujet sont entrés dans le service de M. le Dr Joffroy après avoir été traités déjà pour leur affection, en 1882, dans un service hospitalier, où leur observation avait été prise, la première par M. le Dr Blanchard lui-même, la seconde par M. Jacquelot, interne à l'hôpital de Bicêtre. Quoi qu'il en soit, ces deux observations n'en ont pas moins été recueillies de nouveau dans le service de M. le Dr Joffroy, en 1884, et communiquées à M. le professeur Fournier, de qui nous les tenons.

Observation V (résumée).

Syphilis et tabès. — Mal perforant. — Chute des ongles. — Déformations . unguéales.

D... (Irenée), 37 ans, employé, est entré le 14 avril 1884, salle. Bichat, n° 13, à l'infirmerie de Bicêtre, dans le service de M. Joffroy.

Pas d'antécédents héréditaires.

Syphilis en 1869 à l'âge de 25 ans.

Chancre, suivi trois ou quatre mois après de syphilides buccales et anales.

Excès alcooliques et vénériens.

Vers 1872, le malade eut de l'incontinence nocturne d'urine durant cinq ou six semaines. Toutefois cette incontinence ne se renouvelait pas toutes les nuits.

En 1877, apparition des premières douleurs présentant le caractère de fulguration. Ces douleurs cessèrent bientôt pour ne reparaître que deux ans plus tard.

Cette même date 1877 (mois d'octobre) marque le début d'un mal perforant dont on voit les vestiges aujourd'hui, sur ce malade, à la face plantaire du gros orteil gauche. Tout d'abord le pied gauche fut durant plusieurs mois envahi par une rougeur vive qui ne s'accompagna pas d'une réaction dans l'état général du malade et qui n'empêcha pas celui-ci de demeurer debout toute la journée. Puis il se développa d'une façon insensible à la face plantaire du gros orteil gauche une petite ulcération arrondie, à bords saillants, qui suppurait et restait indolente. A ce moment le pied gonfla, mais sans qu'il survînt de douleurs. Le malade fit alors un séjour de deux mois à l'hôpital; l'ulcération guérit; à sa suite il resta un épaississement corné de l'épiderme.

L'ulcération se reproduisit en 1879, époque où se montrèrent les premiers symptômes d'incoordination des mouvements des membres inférieurs. Depuis l'année précédente, le malade présentait de l'incontinence des matières fécales.

Lors de la réapparition de son mal perforant, le malade entra à l'hôpital Lariboisière où il fut soigné par M. le Dr Peyrot, puis à l'Hôtel-Dieu. Il quitta l'hôpital, sans être guéri, pour reprendre son travail. Il restait une ulcération que recouvrait une croûte sans cesse arrachée et sans cesse reformée. L'ulcération finit pourtant par se cicatriser. Vers la fin de 1881, il se forma sur la cicatrice une phlyctène remplie de sérosité et qui guérit rapidement.

Actuellement l'orteil est déformé dans son ensemble, il est en extension exagérée et forme une courbe à convexité inférieure dont le point le plus saillant, celui qui appuie sur le sol, répond au siège ancien du mal, c'est-à-dire à la face plantaire du gros orteil gauche, au niveau de la première phalange. Cette saillie cornée, arrondie, large comme une pièce de un franc, est formée par l'épiderme épaissi et présente une surface crevassée irrégulièrement. La pression n'y est pas douloureuse, la piqûre y est faiblement sentie. Dans les points environnants la sensibilité est répartie d'une façon très inégale (ici la piqûre n'est pas perçue, plus loin elle l'est à peine). Il est en somme impossible de trouver une relation bien évidente entre la distribution de ces troubles sensitifs et le trajet des rameaux nerveux. Le pied malade, comparé au pied sain, ne présente pas de refroidissement appréciable, bien que le malade y accuse une sensation habituelle de froid. Enfin les douleurs fulgurantes seraient plus intenses dans les orteils du côté droit que dans ceux du côté gauche.

Les ongles des deux pieds sont déformés, amincis, striés transversalement, et cassés à leur extrémité. Plusieurs sont incarnés. Tous sont tombés une fois en 1878 à la suite d'une longue marche dans la neige.

Le malade est aujourd'hui franchement ataxique. Nous résumons en quelques lignes la fin de l'observation.

Incoordination prononcée des mouvements des membres inférieurs. Perte des réflexes rotuliens. La notion de position des membres inférieurs dans le lit est très affaiblie. Anesthésie plantaire au contact et à la douleur, etc., etc.

Disons cependant qu'en octobre 1881 le malade a subi l'élongation du nerf sciatique droit, mais sans qu'il en soit résulté la moindre diminution dans l'intensité et la fréquence des douleurs fulgurantes qui parcouraient le membre correspondant.

Observation VI.

Pas de syphilis. — Tabès. — Mal perforant ayant précédé de quatre
années tout autre symptôme tabétique. — Altérations unguéales.

B... (Jean-Baptiste), 57 ans, palefrenier, est entré, le 28 mai
1884, à l'infirmerie de Bicêtre, salle Bichat, n° 9, service de
M. le Dr Joffroy.

Mère morte hémiplégique. Pas d'autre antécédent héréditaire
intéressant.

Comme antécédent personnel, on ne trouve qu'une blennorrhagie. Pas de syphilis.

En 1872, cet homme fut atteint d'une incontinence d'urine qui
survint rapidement et dura trois mois. Peu de temps après (quelques mois), il éprouva de la difficulté à marcher dans l'obscurité.
Mais, quatre années avant l'apparition de ces phénomènes morbides, un mal perforant s'était développé à la face plantaire du gros
orteil droit. Ce fut, au début, un durillon qui, augmentant de volume, devint gênant et un peu douloureux, et que le malade cou-
pait de temps en temps.

Vers 1872, à la suite d'une de ces opérations, il s'écoula de la
partie profonde de ce durillon une certaine quantité de pus et une
petite plaie se forma, qui se cicatrisa en trois semaines. Le durillon se reproduisit à la même place et, en 1876, un petit abcès prit
de nouveau naissance sous ce durillon. Tout le membre inférieur
correspondant fut alors tuméfié et il y eut de l'adénite inguinale.
L'abcès s'ouvrit spontanément et, à sa suite, laissa une petite ulcération arrondie, de la dimension d'une lentille, et par laquelle on
pouvait introduire un stylet jusqu'à l'os. Cette manœuvre chirur-
gicale n'était pas sentie du malade, et non seulement la partie
ulcérée, mais encore tout l'orteil était insensible à la piqûre. Nous
serons bref sur les évolutions successives de ce mal plantaire ; il
guérit ; puis un durillon nouveau se forma toujours au même
point ; puis une ulcération nouvelle se reproduisit en février 1884.

En fin de compte, aujourd'hui, déformation considérable de
l'orteil dont la deuxième phalange, renflée en massue, est deux
fois plus volumineuse que la première. A la face plantaire de ce
même orteil existe, à l'union des deux phalanges, un durillon

arrondi, large comme une pièce de un franc, au centre duquel on trouve une croûte noirâtre de 2 à 3 millimètres de diamètre.

La sensibilité, diminuée dans tout le pied, est abolie sur une surface d'environ un centimètre carré au devant du centre de la lésion ; là, en effet, la piqûre n'est pas sentie, la température n'est pas reconnue et le contact même n'est pas perçu.

L'ongle de l'orteil est épaissi d'une façon très inégale; il est tout fendillée transversalement et présente un bord libre qui s'écaille irrégulièrement. Il est tombé une première fois en 1876 et une seconde fois depuis. Les ongles des autres orteils ne sont jamais tombés, mais ils sont amincis, déformés, irréguliers. Enfin il y a prédominance des douleurs fulgurantes dans l'orteil malade.

. Actuellement (mai 1884) le malade est franchement ataxique. Incoordination motrice très prononcée des membres inférieurs, et très nette des membres supérieurs, surtout du droit. Sensation de mollesse du sol. Le malade perd ses jambes dans son lit, etc., etc.

Notre résumé de l'observation est, croyons-nous, assez complet pour qu'on puisse constater, en le lisant, une similitude parfaite entre les troubles morbides présentés par les tabétiques spécifiques, et ceux que l'on rencontre chez les tabétiques non syphilitiques.

OBSERVATION VII. (Observation empruntée à la thèse de M. le Dr Leloir (1).)

Vitiligo observé chez un malade atteint de tabès spécifique, au cours de la période préataxique de l'affection.

G.... (Louis), 38 ans, fort de la halle, entre le 10 avril 1880, salle Saint-Ferdinand, lit n° 26, dans le service de M. Raynaud.

Antécédents de famille. — Grand-père mort aliéné, père épileptique, frère aliéné (enfermé à Charenton). L'autre branche est très intelligente, mais a des tendances alcooliques.

(1) Leloir. Loc. cit., p. 33.

Sept enfants, dont trois sont morts dans les convulsions; les quatre survivants sont bien portants, sauf l'aînée, jeune fille un peu névropathique.

Pas d'antécédents personnels. A 18 ans, 2 chancres qu'on lui a dit être indurés? Mais qui n'ont pas été suivis d'accidents secon·daires. Il a commencé à boire de très bonne heure, à l'âge de 15 ans (7 à 8 litres de vin par jour sans compter quelques verres de liqueur). Dès 18 ans, cauchemars, toujours à caractère triste, il voit des bêtes, des rats, du feu, etc.— Depuis cinq ans, il est sujet à d'abondantes pituites le matin, en même temps ses mains ont commencé à trembler. Depuis la même époque, il éprouve des crampes dans les mains, les pieds, les cuisses; il ressent des élancements comme des éclairs, entre les deux épaules.

Il y a six mois, sont apparues des taches de vitiligo.

Etat actuel. — Homme d'apparence robuste, petit, gros, facies coloré. Il entre à l'hôpital pour des crampes dans tous les membres avec élancements dans les extrémités, douleurs fulgurantes dans les reins, agitation morale, etc.

Le dos des mains est couvert depuis six mois de larges plaques de vitiligo qui ont commencé par des taches brunes, lesquelles ont blanchi à leur centre depuis cette époque. Ces plaques vitiligineuses du dos des mains ont une forme irrégulière, déchiquetée, leur centre est blanc laiteux, leur périphérie, sur une étendue d'un demi-centimètre environ, est plus brune que la peau normale. La sensibilité semble intacte au niveau de ces plaques. Toutefois il y a là peut être un très léger degré d'anesthésie, mais trop peu marqué pour qu'on puisse l'affirmer. Il existe à la face interne des cuisses 2 ou 3 plaques de vitiligo, grandes environ comme des pièces de 2 francs. La sudation y est beaucoup moins prononcée, comme on peut le constater en injectant sous la peau du malade, dans les plaques de la main gauche, 2 centigrammes de pilocarpine; c'est à peine si la plaque dans laquelle on a pratiqué l'injection présente des traces de sudation. Les autres plaques ne suent pas, tandis que le reste du corps sue abondamment.

Au bout d'une huitaine de jours à l'hôpital, le malade quitte la Charité notablement amendé.

Le 4 mai 1830, il rentre à l'hôpital présentant des signes manifestes de cirrhose hépatique (ascite, apparition des veines sous-cutanées abdominales, etc., etc.).

En juin 1880 il quitte l'hopital, et depuis cette époque nous l'avons perdu de vue.

Suite de l'observation, rédigée d'après les notes qu'a bien voulu nous remettre M. le Dr Leloir, qui a eu l'occasion de revoir ce malade en juillet 1881.

Les troubles dus à la cirrhose hépathique persistent bien qu'amendés. Mais d'autre part, les symptômes du tabes sont devenus des plus nets. Le malade accuse de véritables douleurs fulgurantes dans les membres inférieurs. « Les élancements comme des éclairs entre les deux épaules » ont augmenté d'intensité et de fréquence. Les réflexes rotuliens sont abolis, et on observe de l'incoordination des mouvements. De plus cet homme a éprouvé un trouble passager de la vue qui a consisté en de la diplopie. Enfin en l'examinant M. le Dr Leloir reconnut l'existence d'une *glossite scléreuse des plus manifestes* dont le début remontait à plusieurs mois. — Le malade fut à cette époque définitivement perdu de vue.

Conclusion. — Chez cet homme, syphilitique, des phénomènes ataxiques indéniables ont été précédés par l'apparition de taches de vitiligo.

OBSERVATION VIII (inédite). (Observation recueillie et communiquée par M. le professeur Fournier.)

Syphilis et tabès. — Trouble trophique præataxique. — Zona.

M. C..., 34 ans.

Pas d'affection nerveuse dans la famille.

En 1878, chancre syphilitique uréthral suivi de céphalée, de roséole, de syphilides amygdaliennes et labiales. Comme traitement, pilules de protoiodure.

Ce malade était atteint depuis dix ans déjà de psoriasis au niveau des membres inférieurs.

Au commencement de 1870, maux de tête, syphilides papuleuses disséminées sur le thorax, sur le front, anémie. Traitement combiné : pilules de protoiodure et sirop de Gibert.

Pendant les années 1880, 1881 et 1882, ce traitement antisyphilitique est suivi avec soin (sirop de Gibert, puis iodure de potassium); le malade ne présente que quelques accidents légers (une érosion amygdalienne entre autres). Jusqu'alors syphilis des plus bénignes.

En novembre 1883, il est pris de troubles oculaires pour lesquels il va consulter M. le Dr Galezowski. Ce dernier constate une paralysie incomplète de la troisième paire à droite, avec quelques atrophies choroïdiennes disséminées. Le début de la paralysie remontait à trois ou quatre mois. La pupille correspondante est dilatée.

D'autre part, le malade éprouve depuis plusieurs semaines une fatigue inaccoutumée dans les jambes, et il ressent depuis deux mois quelques douleurs passagères en forme d'élancements, de piqûres d'aiguille, dans les mêmes parties. A cette époque il se livrait avec excès à la fois au travail et à tous les plaisirs.

Il ne présente aucun trouble, soit du coté des organes génito-urinaires, soit du côté de la marche, mais les réflexes rotuliens sont minimes ; enfin il accuse une sensation de resserrement circulaire de la poitrine au niveau de la base. Cette sensation presque constante est fort pénible.

Diagnostic: tabes spécifique au début.

Traitement; pilules de protoiodure, toniques, bains sulfureux.

Novembre 1883. La pupille droite est toujours dilatée; elle se contracte à la lumière.

Les douleurs lancinantes des jambes se sont calmées ; la sensation de resserrement de la poitrine est beaucoup moins vive et les réflexes rotuliens sont améliorés au point d'être redevenus presque normaux. C'est dans ces conditions que, vers le milieu du mois, le malade est pris d'un *zona dorso-abdominal droit*.

L'éruption est constituée par quatre ou cinq groupes de petites vésicules, à contenu d'abord limpide, bientôt trouble et purulent Au niveau de chacun de ces groupes, la peau est rouge et est le siège d'une sensation de brûlure assez vive.

L'éruption suit à peu près la courbe de la crête iliaque dont elle est très rapprochée.

Elle a une marche absolument classique, et le zona guérit en quelques semaines.

Février et mars 1884. La pupille droite est toujours dilatée, des douleurs lancinantes se font encore sentir dans les jambes et dans les bras ; mais elles sont rares.

Il est survenu une diminution caractéristique des désirs vénériens ; le malade « ne songe plus à ces choses-là ». Toutefois la puissance virile n'est pas atteinte. La marche est très bonne. L'ancienne fatigue permanente des jambes a disparu. Les réflexes rotuliens sont normaux. Le traitement par les pilules de protoiodure est continué.

Mai. — Quelques douleurs bien nettement fulgurantes ont, pendant tout un jour, parcouru la cuisse droite du malade.

OBSERVATION IX. (Observation empruntée au livre de M. le professeur Fournier (1). L'observation a été recueillie par M. le Dr Barthélemy, alors chef de clinique de M. Fournier.)

Arthropathies survenues au cours de la période préataxique d'un tabès spécifique.

C. A..., âgé de 55 ans, ouvrier ciseleur, entre à l'hôpital Saint-Louis (service de M. le professeur Fournier, le 11 mars 1881.)

C'est un homme d'une constitution assez robuste et d'une excellente santé habituelle. Il dit avoir toujours été très bien portant et ne s'être connu d'autre maladie qu'une affection vénérienne, avec les divers accidents qui en furent la suite.

Il y a trente ans, il contracta la syphilis (chancre induré, avec bubon), et fut traité par M. Ricord pendant trois mois (pilules mercurielles). Au cours des trois années qui suivirent, il n'éprouva aucun accident. Mais, au delà, il devint sujet à divers symptômes qui paraissent avoir consisté en des éruptions spécifiques, affectant surtout le cuir chevelu, et en des lésions spécifiques de la bouche. Il ne se souvient pas des traitements qui lui furent prescrits à ce propos, mais il se rappelle parfaitement que toujours ces accidents furent rapportés à son ancienne vérole.

(1) Fournier. Loc. cit., p. 230 et suivantes, en note.

En 1866, début d'un symptôme nouveau, consistant en des douleurs lancinantes dans les jambes, douleurs passagères, intermittentes, qui depuis lors se sont reproduites à maintes reprises et que le malade décrit avec tous les caractères des douleurs fulgurantes du tabes.

En 1867, lésion osseuse du quatrième orteil gauche (nécrose syphilitique, d'après le diagnostic qui fut porté par un chirurgien). Amputation de cet orteil.

Les années suivantes, nécrose d'une large portion du maxillaire supérieur droit (chute des dents, issue de nombreux séquestres, quelques-uns assez volumineux), et nécrose du maxillaire inférieur, dans sa portion médiane (issue de séquestres; fistule ossifluente, qui persiste encore aujourd'hui).

En 1871, gonflement subit et considérable du genou gauche. Cette lésion est survenue sans cause, sans chute, sans traumatisme. Elle s'est produite sans troubles généraux, sans phénomènes douloureux. Dans l'espace d'une quinzaine, la distension de l'article est devenue telle, qu'on a dû faire une ponction, et l'on a extrait du genou une quantité de liquide que le malade évalue à un bon verre. Vésicatoire. Guérison en un mois.

Un an plus tard, récidive de ce dernier accident. Gonflement subit du genou gauche, survenu de même sans aucune provocation. En outre, tuméfaction semblable à la hanche gauche. On constate un épanchement « considérable » dans l'articulation coxo-fémorale. Du reste, à cette même époque, dit le malade, tout le membre gauche jusqu'au flanc était devenu le siège d'un gonflement énorme, indolent. Nulle fièvre, nulle douleur, si bien qu'on crut à « un simple traumatisme ». Vésicatoires sur le genou et la hanche. Résolution rapide, guérison apparente.

Quelques semaines plus tard, le malade commence à se lever. Il s'aperçoit alors qu'il boite d'une façon étrange. Il considère cela tout d'abord comme une conséquence de son rhumatisme et ne s'en inquiète pas. Mais, cette claudication persistant, il se rend à une consultation d'hôpital, où un chirurgien constate que le membre inférieur gauche présente « un raccourcissement de 6 centimètres et que la cause de ce raccourcissement réside dans une luxation de la tête fémorale ». Nul traitement.

C'est vers cette époque, approximativement, que le malade s'aperçoit d'une certaine incertitude d'équilibre et d'une gêne toute particulière dans les mouvements. « Les jambes semblent ne plus vouloir faire les mouvements qu'on leur commande. Aggravation progressive de ce dernier symptôme à dater de ce moment.Aggravation parallèle des douleurs fulgurantes.

En 1878, tuméfaction considérable du genou droit, survenue très rapidement, indolente et aphlegmasique. Résolution rapide, mais incomplète. Depuis lors, persistance d'un certain degré d'épanchement dans la jointure.

En 1879, troubles urinaires (envies fréquentes d'uriner, ténesme; uréthralgie; nécessité d'uriner dès le besoin perçu; parfois, incontinence de quelques gouttes d'urine). La même année, début de débilité génésique; pollutions fréquentes.

En 1880, crises gastriques (accès douloureux, spasmes, nausées, etc.). Crises de douleurs rénales, affectant à peu près les caractères des coliques néphrétiques. Accès diarrhéiques; puis diarrhée devenant permanente.

Enfin, il y a un an et demi, début d'une syphilide ulcéreuse sur la narine gauche. Cette syphilide s'est accrue et a rongé depuis lors toute la narine circulairement.

Pas de traitement sérieux depuis plusieurs années.

Etat actuel. — Symptômes multiples du tabes, à savoir : démarche typique de l'ataxie; incoordination extrêmement accentuée dans les membres inférieurs, dont la force musculaire est entièrement conservée; oscillations considérables déterminées par l'occlusion des yeux dans la station; impossibilité de la marche quand les yeux sont fermés; abolition absolue des réflexes rotuliens; douleurs fulgurantes dans les membres inférieurs; douleurs constrictives autour des articulations; douleurs en ceinture; troubles de sensibilité aux membres inférieurs; troubles urinaires; impuissance; crises gastriques; diarrhée permanente (10 à 20 selles par jour), etc.

Arthropathies tabétiques des genoux. Le genou droit est volumineux et déformé irrégulièrement par une forte saillie du condyle interne du fémur et de la tubérosité interne du tibia. L'un et l'autre de ces os paraissent considérablement hyperostosés en ce point. Epaississement facilement appréciable des culs-de-sac de la synoviale, qui forment une saillie manifeste. Epanchement d'une petite quantité de liquide. Crépitation intra-articulaire déterminée par les mouvements et s'étendant à distance. Du reste, mouvements libres et indolence absolue de la jointure.

- Genou gauche moins volumineux mais déformé. Absence d'épanchement. Hyperostose évidente des extrémités articulaires. Epaississement de la synoviale. Crépitation déterminée par les mouvements. Même indolence de la jointure.

Le membre inférieur gauche présente, par rapport au droit, un raccourcissement de 6 à 7 centimètres. D'où, claudication considérable. Ce raccourcissement peut être diminué dans de fortes proportions, quand on exerce une traction sur le membre. Signes divers d'une luxation coxo-fémorale. Du reste, il est facile de constater que la tête du fémur a abandonné la cavité cotyloïde pour se porter dans la fosse iliaque externe.

Lésions anciennes des maxillaires. A la mâchoire inférieure, fistule ossifluente, s'ouvrant sous le menton. Délabrement considérable du maxillaire supérieur droit, dont il reste à peine vestige au niveau de l'arcade dentaire.

Syphilide phagédénique, ayant détruit toute la narine gauche, l'aile gauche du nez, le lobule du nez et la cloison. Fosse nasale gauche largement ouverte en forme d'entonnoir. Ulcération de mauvais aspect, s'étendant sur la peau et s'étendant dans les fosses nasales.

OBSERVATION X (inédite). (Commnniquée par M. le professeur Fournier et rédigée en partie d'après ses notes personnelles, en partie d'après les notes de M. le Dr X....)

Syphilis et tabès. — Troubles trophiques præataxiques.—Arthropathies

M. G..., négociant, 37 ans.

Antécédents héréditaires : Père mort à 64 ans d'embolie cérébrale : mère morte phthisique. Pas de maladie nerveuse dans la famille.

Antécédents personnels : Bonne santé pendant l'enfance et l'adolescence. Jamais d'excès.

A 19 ans en 1866, syphilis, chancre suivi, trois mois après, de syphilides érosives de la gorge, de roséole légère sur la poitrine et de quelques croûtes dans le cuir chevelu. Pas d'autres accidents secondaires. Traitement mercuriel et à l'iodure de potassium pendant un an.

En 1868, embarras gastrique, maux de tête et vertiges. Disparition des accidents au bout de deux mois de repos sans traitement particulier.

En 1876, le malade éprouve quatre ou cinq accès de douleurs vives dans la région de l'hypochondre droit et de l'épigastre; à aucun moment il ne présente d'ictère. On fait de ces accès des coliques hépatiques. Cure à Vichy d'où le malade revien affaibli.

- En 1877, cet homme est pris sans cause appréciable, *de douleurs et bientôt d'hydarthrose du genou droit*. Les douleurs et l'épanchement furent mis sur le compte du rhumatisme.

L'année suivante 1878, des douleurs fulgurantes parcouraient les jambes du malade, en suivant tantôt une région, tantôt une autre. De plus cet homme était atteint d'une paralysie de la troisième paire de l'œil droit, pour laquelle il fut soumis pendant trois mois par M. le Dr Galezowski, à un traitement mercuriel et à l'iodure de potassium.

En 1879, eczéma des orteils contre lequel on dirige un traitement ioduré et arsenical.

En 1880, amélioration de l'état général. Le malade éprouve encore quelques douleurs dans les genoux, il se croit cependant assez rétabli pour ne pas craindre de se marier. Un peu plus tard survient une adénopathie cervicale qui cède à l'iodure de potassium.

En 1881, le malade éprouve des spasmes laryngés qui s'accompagnent d'accès de suffocation. Il est envoyé à Cauterets par un médecin spécialiste. A son retour il est pris de nouvelles douleurs épigastriques et intercostales du côté droit, toujours sans ictère.

1882. Le mauvais état de voies digestives devient tel que l'année suivante le malade retourne à Vichy d'où il revient l'estomac plus valide mais lui-même affaibli et amaigri.

Dans le même temps surviennent de la contracture du sphincter de l'anus (contracture qui persiste encore aujourd'hui) et un ténesme anal très prononcé, lequel alterne avec du ténesme vésical. Ces douleurs anales et vésicales irradient vers les deux régions fessières.

Le malade éprouve également une sensation de corps étranger

dans le rectum. Dans sa crainté de quelque affection cancéreuse de ce dernier organe, il va consulter un chirurgien qui, après l'avoir examiné, propose la dilatation de l'anus pour remédier à la contracture et au ténesme et qui fait des réserves au point de vue d'une affection de la prostate. Aucune opération n'est cependant pratiquée.

Signalons encore des vertiges fréquents.

Fin de "année 1883 et année 1884. Le médecin qui soigne alors le malade l'adresse comme tabétique spécifique à M. le professeur Fournier qui confirme ce diagnostic.

Le malade est un homme amaigri, faible, irritable, très impressionnable, hypochondriaque.

Il se plaint de lourdeurs de tête; il a la sensation d'une calotte qui lui couvrirait constamment la tête.

La paralysie incomplète de la troisième paire crânienne persiste à droite. On observe un peu de proéminence du globe oculaire de ce côté. De temps en temps apparait une diplopie fugace. Des douleurs fulgurantes parcourent les jambes surtout la droite, mais elles sont très légères et très variables comme siège.

Les douleurs de l'épigastre et de l'hypochondre droit, qui reviennent par intervalles, et qui avaient été prises autrefois pour des coliques hépatiques, sont alors reconnues pour de vraies crises gastriques.

De même, dans ces prétendus accidents rhumatismaux des genoux, absolument rebelles au salicylate de soude, et qui apparaissent sans cause et sans laisser de trace de leur passage, on retrouve tous les caractères de ces arthropathies fugaces de la période præataxique du tabes. N'oublions pas de dire que non seulement le salicylate de soude fut inefficace, mais encore qu'il fut mal supporté.

Le malade éprouve des sensations tantôt de chaleur tantôt de froid. On rencontre par moments des plaques anesthésiques au niveau de la peau des membres inférieurs. L'anesthésie plantaire n'est pas encore appréciable. Rien du côté des ongles des orteils.

Les désirs vénériens ont diminué, mais il n'existe pas de diminution très appréciable de la puissance virile.

La vessie est paresseuse; le malade est obligé de pousser au début de la miction; le jet de l'urine est bifide sans qu'on trouve de point rétréci dans le canal. Par moments ténesme vésical. Pas d'incontinence d'urine.

La contracture du sphincter anal persiste, mais s'accompagne pour l'instant de peu de ténesme. Si l'on vient à pratiquer le toucher rectal, on se sent le doigt énergiquement serré sur une étendue de 4 à 5 centimètres. Les matières fécales sont allongées, amincies.

Tous ces troubles, comme on a pu en juger par la lecture de l'observation, appartiennent à la période franchement préataxique du tabes et ajoutons d'un tabes longtemps méconnu.

Le malade marche bien. Si, après lui avoir bandé les yeux, on le fait tenir debout sur un seul pied, on le voit vaciller à peine.

Le réflexe rotulien est conservé. Il est toutefois peu énergique et en retard.

OBSERVATION XI (inédite). (Observation recueillie par M. le Dr Albert Robin et communiquée à M. le professeur Fournier, de qui nous la tenons.)

Syphilis et tabès. — Trouble trophique præataxique. — Atrophie marquée des muscles des deux jambes.

M. X..., âgé de 60 ans, a eu la syphilis à l'âge de 40 ans. Cette syphilis dont il n'a jamais vu l'accident primitif s'est revélée par l'apparition de plaques muqueuses de l'anus pour lesquelles le malade demanda l'avis de Bazin, qui conseilla l'emploi de pilules mercurielles.

Deux ans après, en 1862, il survint sur les jambes de petits boutons semblables, dit le malade, à des furoncles qui laissèrent après eux des cicatrices blanches, arrondies, entourées d'une auréole pigmentée et visibles encore aujourd'hui. Bazin ordonna de l'iodure de potassium que le malade ne put tolérer à cause d'un enchifrènement persistant.

Néanmoins les accidents cutanés disparurent peu à peu ; mais, vers la fin de 1863, M. X... eut de fréquents maux de gorge ; à la suite de l'un deux sa voix devient, rauque et voilée pendant plus de six mois. Il ne consulta aucun médecin, mais reprit des pilules mercurielles.

En 1865, cinq ans après le début des accidents, il lui survint autour de l'anus une éruption sur la nature de laquelle il ne peut fournir aucun renseignement ; mais il s'en fut demander l'avis de Ricord qui lui confirma la nature syphilitique de sa maladie, et lui ordonna un traitement dans lequel entraient le mercure et l'iodure de potassium.

Jusqu'en 1868 tout alla bien, mais, un jour en écrivant, M. X..., s'aperçut que sa vue devenait confuse, et, en regardant dans un miroir, il fut étonné de la petitesse de ses pupilles. En même temps il remarqua peu à peu que sa mémoire et son aptitude au travail avaient fort diminué ; de plus, il eut vers cette époque quelques étourdissements pour lesquels il alla consulter Gubler qui attribua à la syphilis les nouveaux accidents et donna du sirop de Devergie.

Cinq années se passèrent dans un état de santé à peu près satisfaisant ; mais en 1873, M. X... remarqua qu'il voyait double et que les deux images étaient superposées l'une à l'autre ; plusieurs personnes de son entourage observèrent aussi une diminution et une irrégularité du diamètre des pupilles, ainsi qu'un léger strabisme de l'œil droit. Aussi retourna-t-il chez Gubler qui, constatant une légère paralysie faciale du côté droit, insista sur l'emploi de l'iodure de potassium ; la diplopie disparut.

Un an après, au milieu de 1874, M. X... fut pris de vives douleurs dans la région dorsale de la colonne vertébrale ; puis ces douleurs descendirent et prirent la forme « en ceinture ».

Les jambes devinrent faibles et s'amaigrirent ; le malade qui habitait le quatrième étage, ne pouvait plus descendre sans le secours de son domestique, et cela, tant à cause de la faiblesse des jambes qu'en raison d'un état vertigineux des plus accentués.

Puis la vue, déjà faible, diminua progressivement ; le malade raconte qu'à une certaine distance les objets paraissaient se confondre les uns avec les autres et qu'il distinguait mal certaines couleurs.

A la fin de 1875, la douleur en ceinture s'exaspéra, irradia vers les cuisses sous forme d'élancements subits qui arrachaient des cris au malade et ne lui laissaient aucun repos.

En 1876, je vis le malade pour la première fois, pendant une absence de Gubler ; il m'avait fait appeler à cause de l'apparition d'un symptôme nouveau : C'était une douleur atroce, lancinante, occupant toute la paroi antérieure de la poitrine, et donnant, dans l'intervalle des crises, une sensation de constriction semblable à celle qui résulterait de la pression d'un étau ». Cette sensation constante et les crises qui l'accompagnaient prirent bientôt le dessus parmi tous les autres symptômes au point que M. X... dut totalement interrompre ses occupations et garder la chambre.

Quand Gubler revint et vit le malade il n'hésita pas sur le diagnostic et conclut à une ataxie locomotrice progressive.

Le myosis était si marqué que les pupilles étaient absolument punctiformes, et ne subissaient aucune modification sous l'influence de la lumière. On constata, à la même époque, une atrophie marquée des muscles des deux jambes, plus prononcée du coté droit.

Tous les moyens employés pour calmer cette sensation d'étau échouèrent ou ne produisirent qu'un soulagement momentané : les pointes de feu, l'électrisation par les courants induits puis continus, l'iodure et le bromure de potassium, le sirop de Gibert, une saison à La Malou ; tout fut inutile.

La vue s'affaiblit de plus en plus, et, vers la fin de 1877, nous vîmes apparaître les premiers symptômes d'une incoordination motrice.

L'examen ophthalmoscopique, pratiqué alors, montra une atrophie des papilles assez avancée et semblable à celle des tabétiques ; mais le strabisme et la paralysie faciale avaient totalement disparu.

A partir de ce moment, l'incoordination motrice, les douleurs fulgurantes subirent une notable aggravation ; la sensation de constriction thoracique subit des variations d'intensité, mais constitua toujours le symptôme le plus gênant éprouvé par le malade, qui, ne trouvant dans les divers traitements suivis aucune amélioration à son état, se décida à quitter Paris pour aller vivre dans le midi.

Observation XII.

Nous avons emprunté cette observation à une note de MM. Gilbert Ballot, chef de clinique de la Faculté, et Dutil, externe à la Salpêtrière : note parue dans le Progrès médical du 19 mai 1883 : Sur un trouble trophique de la peau observé chez les tabétiques (état ichthyosique). — (C'est l'observation III rapportée dans cette note, p. 380 et 381.)

Oy..., 54 ans, commissaire de police, vient à la consultation externe de la Salpêtrière, service de M. Charcot.

Symptômes tabétiques. — Marche un peu incertaine. Signe de Romberg un peu accentué. — Réflexes rotuliens complètement abolis. Affaiblissement de la vue très marqué depuis cinq ou six mois. Pupilles contractées. Diplopie. Douleurs fulgurantes dansles membres supérieurs et inférieurs. Fourmillements constants dans toute l'étendue des deux mains. Plaque d'anesthésie sur la partie latérale droite du thorax en arrière et un peu au-dessous du mamelon. Crises gastriques alternant avec crises vésicales et survenant tous les mois. Miction parfois pénible, nécessitant des efforts prolongés. Il existe un état ichthyosique des plus marqués de la peau de deux mains. Cet aspect s'étend à toute la surface de la main et des doigts, mais ne dépasse pas le poignet.

La peau présente, en outre, une coloration rouge et un aspect luisant d'autant plus marqué qu'on se rapproche davantage des extrémités des doigts. Cette teinte contraste fortement avec la pâleur mate de la peau des autres régions, des avant-bras par exemple.

Sur la face dorsale de la main et des doigts, la peau présente un grand nombre de plis, d'élevures séparés par des sillons profonds et affectant les directions les plus variées. Toutefois au niveau des articulations des phalanges, ces sillons et ces plis ont conservé la disposition en arcs de cercle se regardant par leur concavité, disposition qu'ils présentent à l'état normal. Il n'y a pas de desquamation.

Par le toucher, on constate que, si l'on vient à pincer la peau, on sent qu'elle jouit de la plus grande mobilité et l'on voit les plis s'exagérer ou s'effacer, suivant qu'on fronce ou qu'on étire le tégument. En un mot, il semble qu'il y ait de la peau en trop.

A la face palmaire, la peau est rouge, excessivement luisante, un peu épaissie et les sillons qui la parcourent sont manifestement plus accusés qu'à l'état normal. Quant aux ongles, ils sont réguliers et parfaitement nets. En dehors des douleurs fulgurantes qui se montrent parfois aux mains, le malade accuse une sensation constante d'engourdissement et de froid ; de fait, au toucher les mains paraissent toujours froides.

Actuellement, on constate un peu d'hyperesthésie à la piqûre, surtout à la face palmaire et à la pulpe des doigts. La sensibilité au contact semble au contraire atténuée.

A la plante des pieds, qui est le siège de fourmillements inces sants, la peau est épaisse, fendillée et luisante. Sur la face dorsale des orteils et des pieds, les téguments n'offrent rien de spécial à noter. Cependant, la sensibilité à la piqûre y est amoindrie. Les ongles sont épaissis, incurvés vers la face plantaire des orteils. Ceux des gros orteils sont jaunes.

INDEX BIBLIOGRAPHIQUE.

Fournier. — De l'ataxie locomotrice d'origine syphilitique (tabes spécifique). Leçons cliniques professées à l'hôpital Saint-Louis,
1882.

Humbert. — Art. Ongles (pathologie), Dict. encyclopédique des sciences
médicales, p. 419 et 420.

Arloing. — Poils et ongles, leurs organes producteurs. Thèse d'agrégation, 1880, art. 3 : Influence de la circulation et du système
nerveux dans la nutrition des poils et des ongles, p. 175.

Domecq-Turon. — De la chute et de la dystrophie des ongles chez les
ataxiques. Thèse Bordeaux, mars 1883.

Hay-Margirandière. — Contribution à l'étude de quelques troubles trophiques de l'ataxie locomotrice (chute spontanée des dents et
des ongles). Thèse Paris, janvier 1883.

Pouget. — De la chute des ongles dans les affections nerveuses et en
particulier dans l'ataxie locomotrice. Thèse Paris, 1882.

Joffroy. — Archives de physiologie normale et pathologique, janvier
1882, n° 1. Observation de chute des ongles des gros orteils
chez un ataxique.

Pitres. — Progrès médical du 25 février 1882. Observations de chute
des ongles chez les ataxiques.

Strauss. — Des ecchymoses tabétiques à la suite de douleurs fulgurantes. Archives de neurologie, 1880-81, n° 4.

Vallin. — Société médicale des hôpitaux, 11 juillet 1879.

Demange. — Revue de médecine, 10 mars 1882. Observations de chute
spontanée des dents au cours de l'ataxie locomotrice.

Arnozan. — Des lésions trophiques consécutives aux maladies du système nerveux. Thèse d'agrégation, 1880.

Leloir. — Recherches cliniques et anatomo-pathologiques sur les affections cutanées d'origine nerveuse. Thèse Paris, 1882.

HANOT. — Archives de physiologie, 1881, p. 158. Deux observations de mal perforant avec ataxie locomotrice.

BLANCHARD. — Observations de mal perforant annonçant le début d'une affection spinale. Thèse Paris, 1882.

LELOIR. — Dictionnaire Jaccoud, art. Trophonévroses.

FAYARD. — Contribution à l'étude du mal perforant dans l'ataxie locomotrice progressive. Thèse Paris, 1882.

BUTRUILLE. — Le mal perforant. Thèse Paris, 1878.

CHARCOT. — Leçons sur les maladies du système nerveux, 3e édit., 1877, t. I et II.

VULPIAN. — Maladies du système nerveux, 1879.

HÉBRA. — Traité des maladies de la peau.

BESNIER et DOYON. — Traduction de Moritz Kaposi. Leçons sur les maladies de la peau, t. I et II.

CHABRIER. — Etude sur le vitiligo. Thèse Paris, 1880.

BALLET et DUTIL. — Progrès médical du 19 mai 1883. Note sur un trouble trophique de la peau observé chez les tabétiques (éta ichthyosique).

CHARCOT. — Archives de physiologie, 1874, p. 166.

FORESTIER. — Etude sur quelques points de l'ataxie locomotrice progressive (arthropathies, fractures et luxations consécutives). Thèse Paris, 1874.

OULMONT. — Fractures spontanées dans l'ataxie locomotrice. Progrès médical, 1877.

PATEY. — Etude d'ensemble sur les fractures spontanées considérées spécialement au point de vue de leurs causes, leur pronostic et leur traitement. Thèse Paris, 1878.

CHARCOT. — Gazette des hôpitaux, 1879. Arthropathies chez les ataxiques.

CHARCOT. — Gazette des hôpitaux, 1881, p. 26.

BLANCHARD. — Gazette des hôpitaux, 1881.

CH. FERRÉ et CHARCOT. — Progrès médical, 4 août 1883.

BÉCHARD. — Contribution à l'étude de quelques troubles trophiques dans l'ataxie locomotrice progressive (arthropathies et fractures). Thèse Paris, 1882.

LEROY. — Des fractures chez les ataxiques. Thèse Paris, 1883.

BALL. — Des arthropathies consécutives à l'ataxie locomotrice progressive. Paris (Asselin), 1869.

CHARCOT. — Archives de physiologie, 1868, t. I. Sur quelques arthropathies qui paraissent dépendre d'une lésion du cerveau ou de la moelle épinière, p. 161 et 171.

Mêmes Archives, t. II, 1869, p. 121, et t. III, 1870, p. 306.

Grasset. — Traité pratique des maladies du système nerveux, 2ᵉ édit., 1881.

Blum. — Des arthropathies d'origine nerveuse. Thèse d'agrégation, 1875.

Michel. — Etude sur les arthropathies survenant dans le cours de l'ataxie locomotrice progressive. Thèse Paris, 1877.

Debove. — Etude sur les arthropathies tabétiques. Archives de neurologie, 1881, p. 76-77-85.

Méricamp. — Contribution à l'étude des arthropathies syphilitiques tertiaires. Thèse Paris, 1882.

Duménil (de Rouen). — Union médicale, 1862, nᵒ 17.

Marrotte. — Union médicale, 11 juin 1852.

Foucart. — France médicale, novembre 1857.

Laborde. — Société de biologie, 1859.

Pierret. — Archives de physiologie, t. III, 1870, p. 600.

Ballet. — De l'hémiatrophie de la langue dans le tabes dorsalis. Progrès médical, 27 octobre 1883, p. 847.

Fournier. — Leçons cliniques sur la syphilis, du cerveau, 1879. Traitement, p. 596 et suivantes.

Paris. — A. Parent, imprimeur de la Faculté de médecine, A. Davy, successeur, 52, rue Madame et rue Monsieur-le-Prince, 14.